儿童实用科普图鉴

我想认识你，亲爱的身体

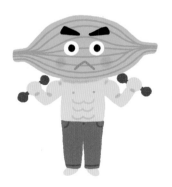
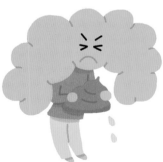
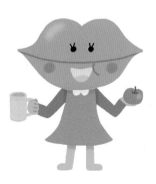

[日]岛田达生 监修

苏昊明 译

U0243140

海天出版社
HAITIAN PUBLISHING HOUSE

·深圳·

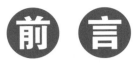

前 言

　　食物进入人体后发生了什么变化？大便为什么那么臭？饿了为什么肚子会叫？是不是很不可思议！深入思考就会发现关于人体有那么多的谜底还没有揭开。

　　虽然我们不能进入自己的身体一探究竟，但是在这本书中，我们的身体以及组成身体的各个器官将变成各种漫画人物，通过图画和解说为大家进行详细的介绍。

　　请大家跟我一起，开始神奇的人体探险吧！

岛田达生

主要登场人物

健太

男生，小学四年级。性格活泼，好奇心旺盛，喜爱体育运动。因为脚部意外受伤，开始对人体构造产生兴趣。

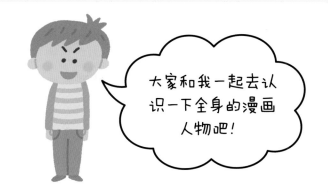

> 大家和我一起去认识一下全身的漫画人物吧！

如何阅读这本书

本书将会解答一些关于人体的疑问。

也会简单讲解一些难懂的专业用语。

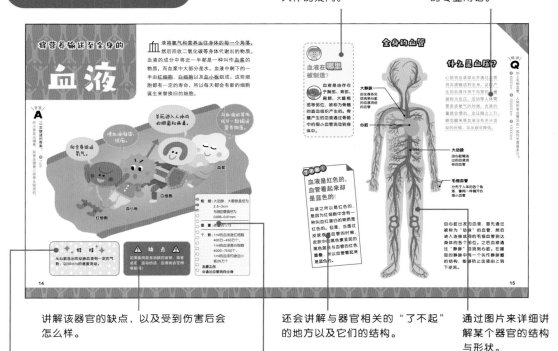

讲解该器官的缺点，以及受到伤害后会怎么样。

还会讲解与器官相关的"了不起"的地方以及它们的结构。

通过图片来详细讲解某个器官的结构与形状。

突出介绍人体器官一些特别的以及值得骄傲的地方。

可以在这里察看器官的大小、重量及数量等基本信息。

目　录

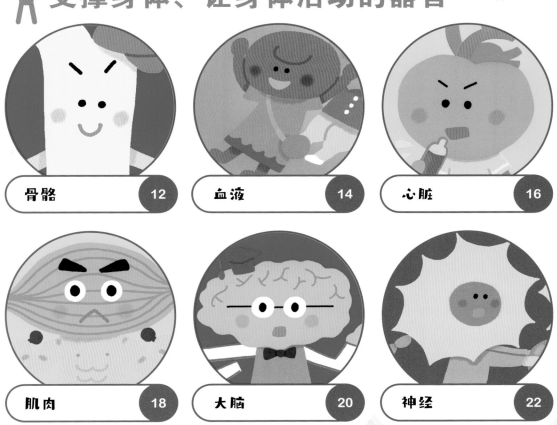

感觉器官

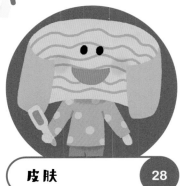

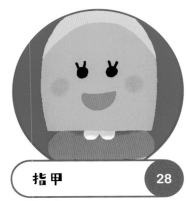

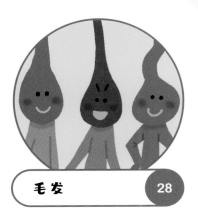

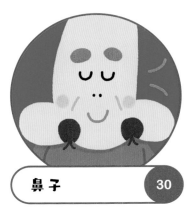

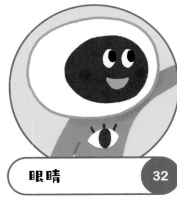

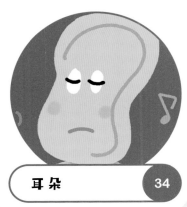

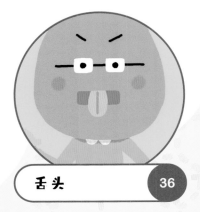

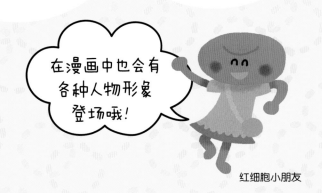

在漫画中也会有各种人物形象登场哦！

红细胞小朋友

消化、吸收食物的器官 ······ 41

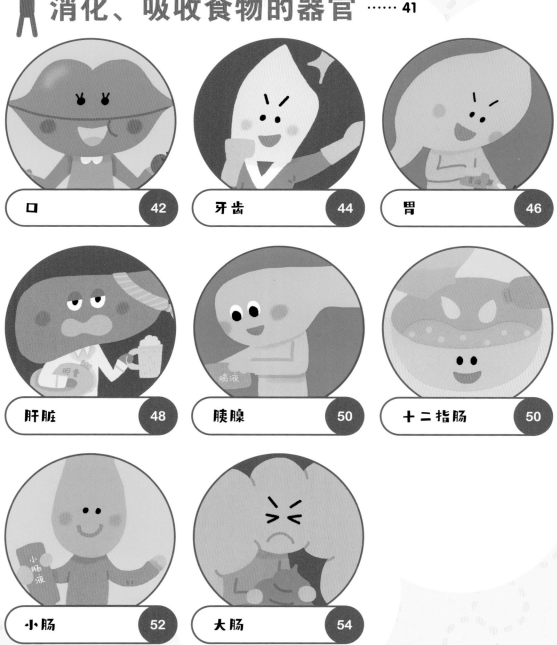

与小便相关的器官 …… 59

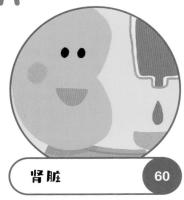

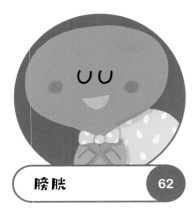

 # 与呼吸相关的器官 …… 67

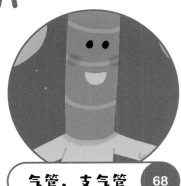

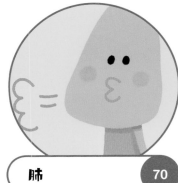

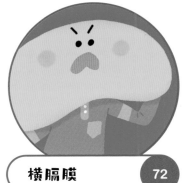

 专 栏

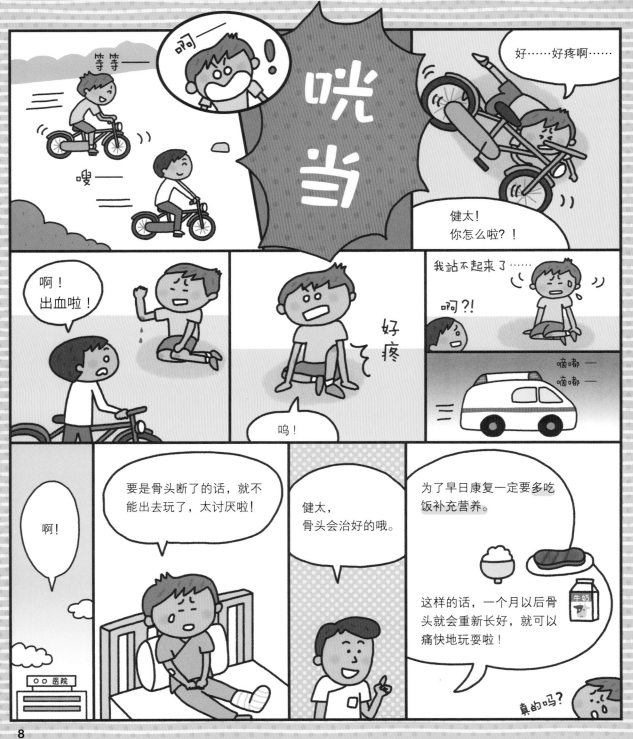

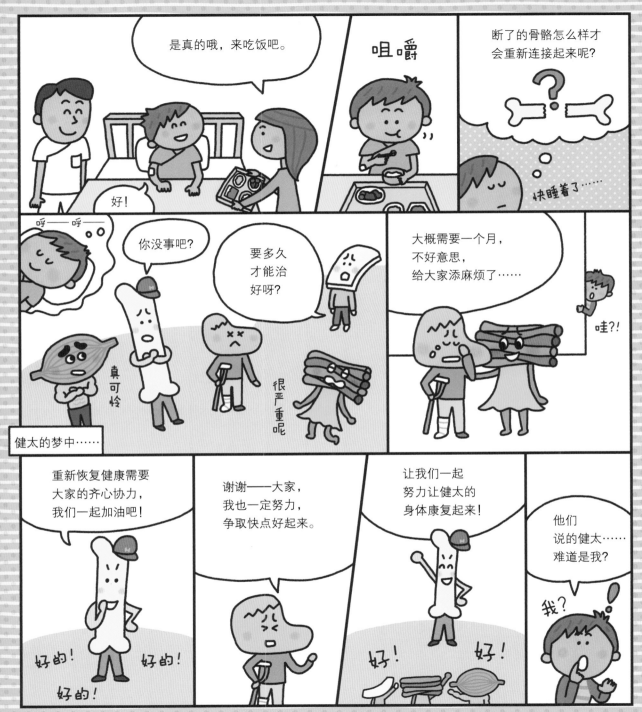

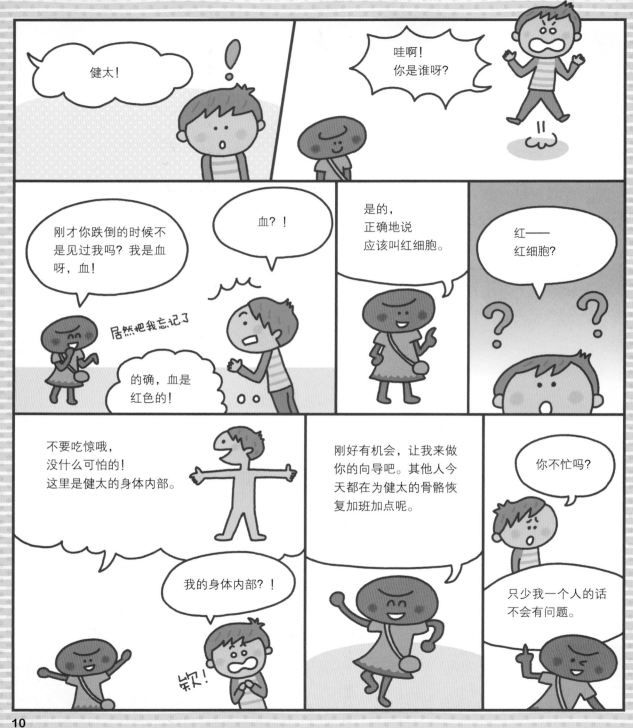

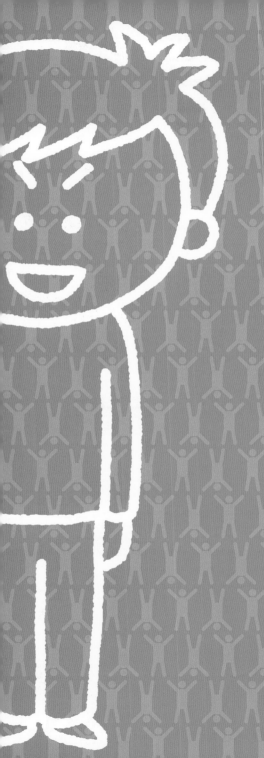

支撑身体、让身体活动的器官

首先我们来介绍一下全身的器官。
这些器官支撑着我们的身体,
是我们身体活动不可或缺的伙伴。
快来看一下他们的作用吧。

支撑身体的 骨骼

大家知道如果我们的身体没有骨骼支撑的话会怎么样吗？如果我们的身体没有骨骼支撑，就会变得像章鱼一样软绵绵的，既不能站立也不能运动。保护我们大脑的是坚硬的颅骨，像这样的骨骼具有保护身体中柔软内脏的功能。骨骼另外还有一个功能，那就是制造血液。

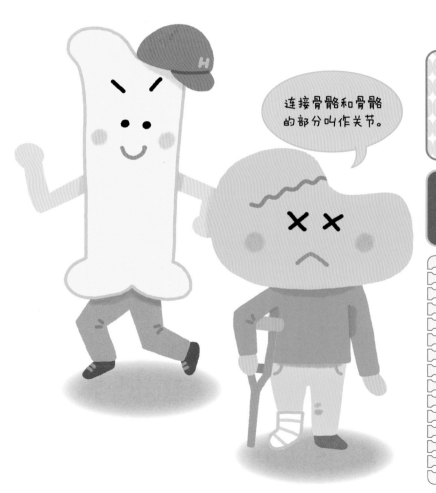

连接骨骼和骨骼的部分叫作关节。

✦ 特 技 ✦
比身体的任何一个部分都要坚硬！随时保护着大脑、心脏及肺等重要器官。

⚠ 缺 点 ⚠
骨折了的话需要较长的时间来恢复。

大　小：根据部位不同，大小也不同

重　量：成人的骨骼重量约为体重的20%

数　量：成人有200块以上，婴儿有350块以上

主要工作
● 支撑身体
● 制造血液
● 保护内脏
● 储存钙

骨骼的内部
是什么样子的？

骨骼的内部就像管道一样。在骨骼的中心部分有一种叫作骨髓的组织。血液就是由骨髓制造出来的。

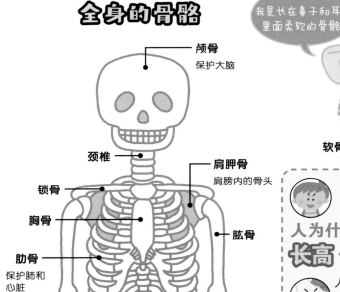

颅骨
保护大脑

颈椎

肩胛骨
肩膀内的骨头

锁骨

胸骨

肱骨

肋骨
保护肺和心脏

椎骨
也就是脊柱,能够支撑身体

尺骨

桡骨

骨盆
髋骨在腰的部位连接上半身与下半身

股骨
人体最大的骨头

髌骨
（俗称膝盖骨）
就是膝盖比较圆的部位

腓骨

胫骨

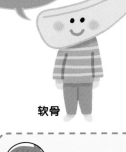

我是长在鼻子和耳朵里面柔软的骨骼。

软骨

挑 Q

1 1cm
2 3cm
3 5cm

骨骼中最小的一块是耳朵里面的「听小骨」，那么听小骨大概有多长呢？

骨骼
即便断裂也还可以重新愈合！

骨骼断裂后，骨骼中的血管也会受损，就会形成血的凝结。这些血液将骨骼裂缝填补，之后就形成一种硬度较低的骨痂。钙等营养物质输送到骨痂，慢慢地骨骼就会恢复原样。

人为什么会长高？

人之所以会长高，是因为骨骼在发育。在骨骼的两端有一种叫"骨骺"的较软的骨骼，骨骺不断增殖，骨骼也会随之生长。

骨骼是由什么构成的？

骨骼是由一种叫作"骨质"的非常结实的材质构成。骨质是由磷酸钙和胶原蛋白构成的。

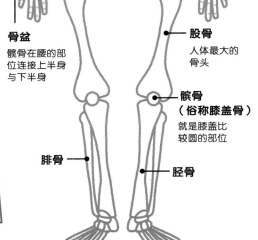

将营养输送至全身的 血液

血液将氧气和营养运往身体的每一个角落，然后回收二氧化碳等身体代谢出的物质。血液的成分中将近一半都是一种叫作血浆的物质，而血浆中大部分是水。血液中剩下的一半由红细胞、白细胞以及血小板组成。这些细胞都有一定的寿命，所以每天都会有新的细胞诞生来替换旧的细胞。

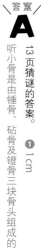

答案

A

13页猜谜的答案。

听小骨是由锤骨、砧骨及镫骨三块骨头组成的。

❶ 1cm

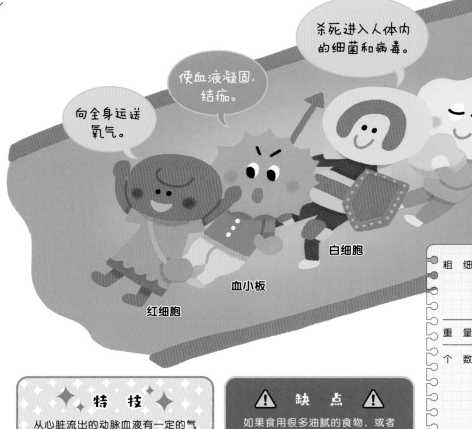

向全身运送氧气。

使血液凝固，结痂。

杀死进入人体内的细菌和病毒。

与血液的其他成分一起输送营养物质。

血浆

白细胞

血小板

红细胞

粗 细：大动脉、大静脉直径为2.5~3cm
毛细血管直径为0.005~0.01mm

重 量：体重的1/13

个 数：1ml的血液含红细胞400万~450万个，1ml的血液含白细胞4000~7000个，1ml的血液约含血小板25万个

主要工作
●通过血管流向全身

✦ **特 技** ✦
从心脏流出的动脉血液有一定的气势，以50cl/s的速度流动。

⚠ **缺 点** ⚠
如果食用很多油腻的食物，或者总是不运动的话，血液就会变得很黏稠！

全身的血管

血液在 哪里 被制造?

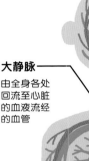

血液是由存在于胸部、背部、肩膀、大腿根部等部位，被称为骨髓的造血组织产生的。骨髓产生的血液通过骨骼中的细小血管流动到身体中。

了不起!

血液是红色的，血管看起来却是蓝色的!

血液之所以是红色的，是因为红细胞中含有一种叫血红蛋白的物质是红色的。但是，当透过皮肤观察血管的时候，皮肤中的黑色素呈现的黑色就会与血管的红色重叠，所以血管看起来是蓝色的。

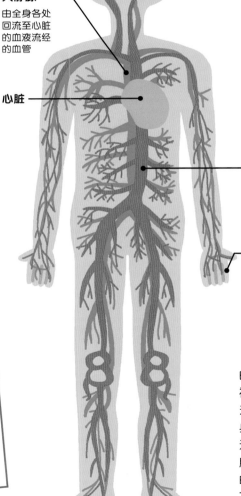

大静脉
由全身各处回流至心脏的血液流经的血管

心脏

大动脉
由心脏输送出的血液流经的血管

毛细血管
分布于人体的各个角落，像网一样铺开的细小血管

什么是血压?

心脏将血液泵出并通过血管将血液输送到全身，这时产生的血液作用于血管的力量被称为血压。运动等人体需要更多氧气的时候，血液的量就会增加，血压随之上升。睡觉醒来等血液没有充分流动的时候，血压就会降低。

① 6000 km
② 100000 km
③ 10000 km

加上毛细血管，人体所有血管加在一起的长度是多少?

由心脏出发的血液，首先通过被称为"动脉"的血管，然后进入连接成网的毛细血管到达身体的各个部位。之后血液通过"静脉"回流到心脏。在四肢的静脉中有一种叫作静脉瓣的结构，能够防止血液由上到下逆流。

向全身输送血液的
心脏

心脏将从肺部接收到的新鲜血液送往全身，发挥着水泵的作用。心脏内部有很多重要的血管连接在一起。你有没有感受到心脏怦怦的跳动？这种跳动叫搏动，是心脏为了输出血液，不断舒张和收缩时发出的声音。通过被叫作心脏传导系统的电波信号路线传导刺激，不断重复有节奏地搏动。

答案
A
15页猜谜的答案 ② 100000 km
人体全身血管的长度居然能够绕地球两周！

✦ 特 技 ✦

拥有可以持续搏动的令人骄傲的持久力。

⚠ 缺 点 ⚠

氧气和营养供应不足的话，心脏自身的跳动就会减慢，血液的流动也会变慢。

大　小：和人的拳头大小差不多

重　量：成人的心脏重250~300g

数　量：1个

主要工作
●向全身输送血液

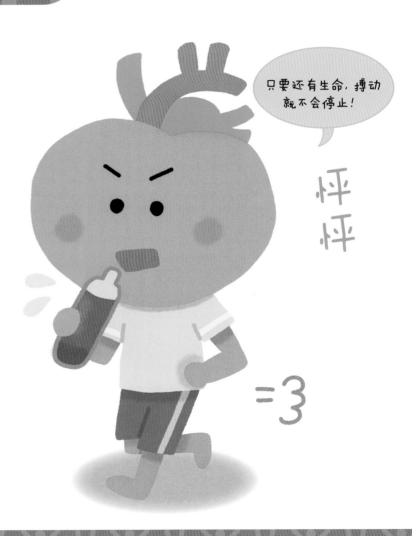

只要还有生命，搏动就不会停止！

怦怦

=3

心脏的结构

心脏里面分别有左心房、左心室、右心房、右心室四个空间。心房是接收血液的地方，而心室是输出血液的地方。全身上下携带二氧化碳等废物的血液进入右心房，再从右心室送入肺部。在肺部被清洁的血液进入左心房，再通过左心室被输送到全身。

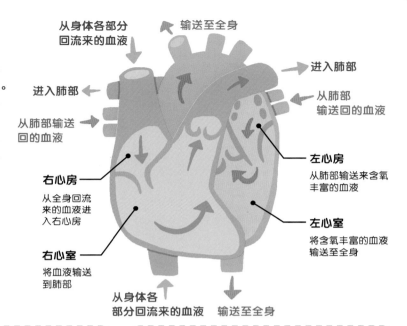

从身体各部分回流来的血液

输送至全身

进入肺部

进入肺部

从肺部输送回的血液

从肺部输送回的血液

左心房
从肺部输送来含氧丰富的血液

右心房
从全身回流来的血液进入右心房

左心室
将含氧丰富的血液输送至全身

右心室
将血液输送到肺部

从身体各部分回流来的血液

输送至全身

猜谜 Q

❶ 大约 8000 L

❷ 大约 1000 L

❸ 大约 500 L

心脏每天能够输送出多少血液？

为什么**紧张**的时候心脏会咚咚咚地跳呢？

当处于紧张或者恐惧的状态时，大脑会发出"逃跑"的命令，分泌一种叫作肾上腺素的物质。接收到肾上腺素的信号，心脏就会激烈地跳动，为逃跑紧急输送必要的氧气。

心脏不停地跳动难道**不会累吗**？

心脏有一种特别的结构，所以不会累。心脏在输出血液的时候会用力收缩，随后就会自然地恢复到原来的丰盈状态。因为不停地重复这个动作，所以能够一直工作下去。

了不起！

心脏每天搏动约 10 万次！

成人的心脏每分钟大概搏动70次，1天就要搏动约10万次。一年大约要搏动3650万次。婴儿的心脏搏动比成人要快，1分钟大概有130次。

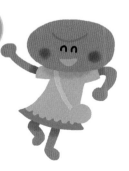
构成心脏的肌肉是一种特别的肌肉，下一页我们再来介绍吧。

让身体动起来的 肌肉

人能够让身体动起来，都要归功于肌肉的存在。肌肉分为3种：骨骼周围的肌肉被叫作骨骼肌，通过骨骼肌的伸缩带动骨骼运动，才能够让人体动起来；构成血管和内脏的肌肉被叫作平滑肌，平滑肌的构造有助于消化食物；最后一种是构成心脏的被叫作心肌的肌肉。

答案
A
17 页猜谜的答案 ❶ 大约 8000L
心脏一天输送的血液量大约是 40 个浴缸的盛水量。

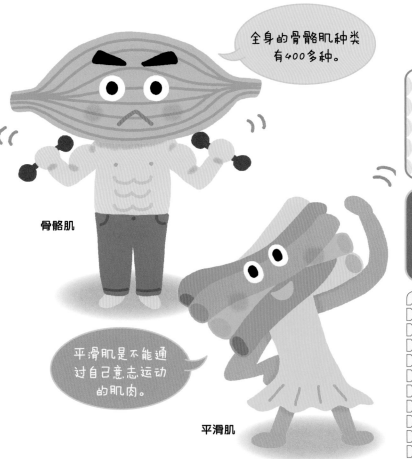

全身的骨骼肌种类有400多种。

骨骼肌

平滑肌是不能通过自己意志运动的肌肉。

平滑肌

✦ 特 技 ✦

能够伸展、收缩和向不同的方向运动。肌肉越多就越能够灵活地运动。

⚠ 缺 点 ⚠

如果不锻炼身体，一直不运动，被用到的肌肉就会越来越少。

大 小：根据存在的部位而不同

重 量：全身肌肉的重量约为体重的一半

主要工作
● 贴附于骨骼和关节，让身体动起来
● 产生身体的热量
● 从心脏向全身输送血液
● 形成血管和内脏的外壁

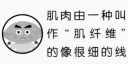

为什么会
肌肉疼痛 呢?

　　肌肉由一种叫作"肌纤维"的像很细的线一样的细胞聚集而成。每一根"肌纤维"都非常柔软并且容易断裂，所以如果进行激烈的运动，导致肌纤维断裂的话，其周围的部分就会引发炎症。这种症状就是肌肉疼痛。

如何才能锻炼出
强劲的 肌肉?

　　让肌纤维变粗变强韧，肌肉也会随之变大。可以通过反复进行伸缩肌肉的运动来锻炼肌纤维。因为产生肌纤维的原料是蛋白质，所以吃肉、鱼、鸡蛋、牛奶等食物有助于形成肌肉。

全身的肌肉

后侧　　　　前侧

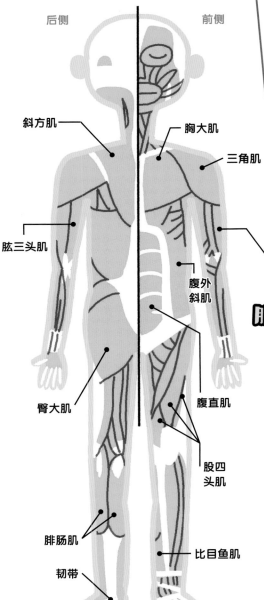

斜方肌

胸大肌

三角肌

肱三头肌

肱二头肌

腹外斜肌

臀大肌

腹直肌

股四头肌

腓肠肌

比目鱼肌

韧带

了不起!

预备体操能够帮助我们保护肌肉!

　　突然进行激烈的运动会导致肌肉急剧地伸缩，容易使肌纤维发生断裂。这也会给身体带来很大的伤害。所以，在运动前做预备体操非常重要，它能让我们全身一点一点地运动起来。

关键
Q

① 上臂
② 大腿
③ 颌部

众多肌肉中哪一块肌肉最有力量?

肌肉运动的方法

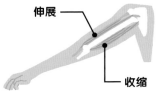

伸展

收缩

伸展手臂时，前侧的肌肉展开，后侧的肌肉收缩。

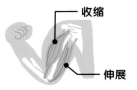

收缩

伸展

弯曲手臂时，前侧的肌肉收缩，后侧的肌肉伸展。

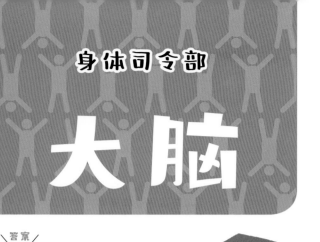

身体司令部
大脑

来自皮肤、眼睛、鼻子、耳朵等身体各部位的信息都会传输到大脑。结合这些信息，大脑会进行思考、记忆，并向身体各部位发出指令。比如，我们走路、说话或是感觉到"好热啊"，这些都是受大脑的指令控制。所以大脑非常忙碌。

大脑分为右脑和左脑，右脑向左半身的肌肉发出指令，左脑向右半身的肌肉发出指令。左右颠倒，是不是很有意思？

答案
A
19页猜谜答案 ❸ 颌部
存在于下颌的肌肉叫作咀嚼肌，由活动下颌骨骼的四块肌肉组成。

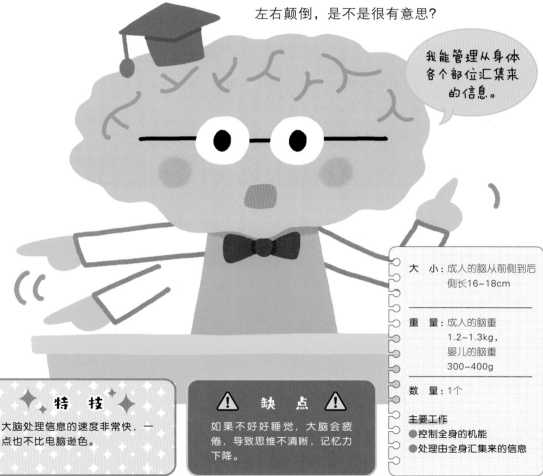

我能管理从身体各个部位汇集来的信息。

大　小： 成人的脑从前侧到后侧长16~18cm

重　量： 成人的脑重1.2~1.3kg，婴儿的脑重300~400g

数　量： 1个

主要工作
● 控制全身的机能
● 处理由全身汇集来的信息

✦ **特　技** ✦
大脑处理信息的速度非常快，一点也不比电脑逊色。

⚠ **缺　点** ⚠
如果不好好睡觉，大脑会疲倦，导致思维不清晰，记忆力下降。

大脑的结构

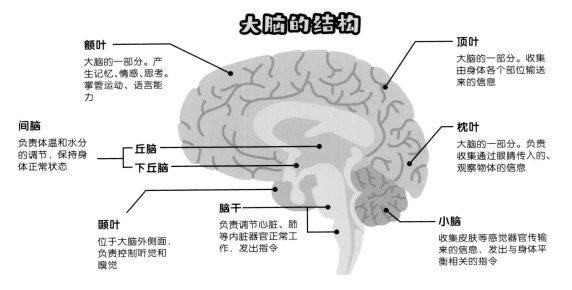

额叶
大脑的一部分。产生记忆、情感、思考。掌管运动、语言能力

顶叶
大脑的一部分。收集由身体各个部位输送来的信息

间脑
负责体温和水分的调节，保持身体正常状态

丘脑
下丘脑

枕叶
大脑的一部分。负责收集通过眼睛传入的、观察物体的信息

颞叶
位于大脑外侧面，负责控制听觉和嗅觉

脑干
负责调节心脏、肺等内脏器官正常工作，发出指令

小脑
收集皮肤等感觉器官传输来的信息，发出与身体平衡相关的指令

精选
Q

1 狗
2 海豚
3 鸟

哪一种动物的大脑和人的大脑一样，有很多褶皱？

人能够
记住多少信息？

大脑即使一下听到了很多需要记忆的信息，但是随后能够记起来的也就只有7个左右。不过同样的信息听很多次的话，这些信息就会被大脑保存起来，就能够记住很多东西啦。

为什么紧张的时候
大脑就会一片空白呢？

"紧张"的信息通过神经传输到大脑中一个叫海马回的部分。这时上一次失败的记忆就会被唤醒，使大脑完全没有办法考虑其他的事情。不过在上场表演或讲话之前进行一些想象训练可以缓解紧张。

左脑和右脑有不同的功能。

大脑中，右脑与情感相关，较为擅长音乐和创作。左脑负责语言、计算、分析，比较善于思考事物。每个人的左右脑都是这样。

什么是蛛网膜？

蛛网膜是覆盖大脑的三层膜之一。因为大脑就像豆腐一样柔软，所以在头盖骨与大脑之间分别覆盖着硬脑膜、蛛网膜、软脑膜三种保护膜，另外还充满了叫作脑脊液的液体，以起到减缓外部冲击的作用。

传递全身信息的 神经

神经将从身体各部位获取的信息转换为电波进行传递。将视觉、听觉、嗅觉等外部的刺激转化为信息输送给大脑的感觉神经，以及反向接受大脑的指令让身体活动的运动神经都在传递着信息。出汗、心脏跳动等身体无意识的活动，则是由人体的自主神经来调节的。

答案
A
21页猜谜答案 ❷ 海豚

除人类以外的动物，大脑的褶皱都很少，但是被认为智商比较高的海豚和鲸鱼，它们的大脑褶皱较多。

✦ 特 技 ✦
能够将由神经元构成的电波信号飞速传递给大脑。

⚠ 缺 点 ⚠
神经如果受到伤害就很难恢复，还有可能导致身体机能的麻痹以及情感的波动。

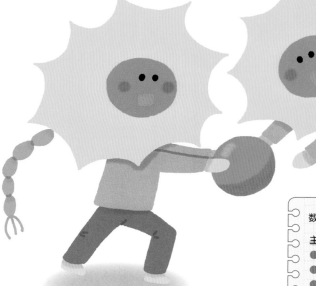

人体全身的神经可是由我们神经元连接起来的哦。

数　量：仅在大脑中就存在千百亿个

主要工作
● 将大脑的指令传递至全身（运动神经）
● 将从外部受到的刺激传递给大脑（感觉神经）
● 控制内脏等（自主神经）

在遇到危险的时候神经会发出命令！

碰到烫的东西缩回手，就要被绊倒的时候身体能够迅速反应，这些都归功于神经直接发出了命令，我们称之为"反射"。许多"反射"是人生来就有的，在感受到各种刺激时自动触发，因为等待大脑的指令可能会来不及反应。

什么是自主神经?

自主神经就是遍布于身体各个器官以及血管上的神经，分为交感神经和副交感神经。自主神经负责调节体温和内脏功能，如果自主神经出现紊乱，就会出现上厕所次数增多、胃肠状态不稳定等症状，对身体产生各种影响。

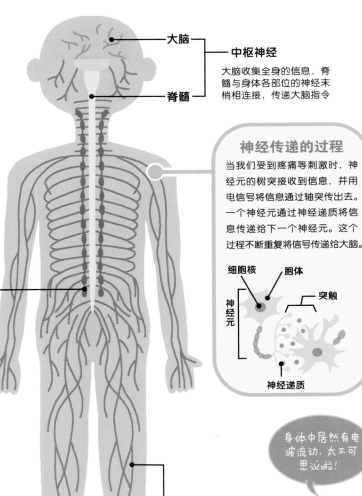

大脑

脊髓

中枢神经
大脑收集全身的信息，脊髓与身体各部位的神经末梢相连接，传递大脑指令

交感神经干
是存在于脊柱两侧的由神经纤维构成的束状物质。是中枢神经与交感神经汇集的地方

神经传递的过程
当我们受到疼痛等刺激时，神经元的树突接收到信息，并用电信号将信息通过轴突传出去。一个神经元通过神经递质将信息传递给下一个神经元。这个过程不断重复将信号传递给大脑。

细胞核　胞体

突触

神经元

神经递质

末梢神经
末梢神经在身体各个部位像树枝一样分布，负责将各部位的信息传递给中枢神经，或者接受中枢神经的命令后传递给身体各个部位

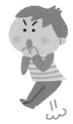

人体知识 问答（一）

快来看看发生在身体上的特殊症状，让我们一起揭开那些传言的真相。

碳酸饮料 能够让 骨骼溶解，是真的吗？

碳酸饮料中确实含有一种叫作"磷酸钙"的物质能够让骨骼溶解。但是碳酸水很快就被水和二氧化碳这两种物质分解，所以并不会让骨骼溶解。那么会让牙齿溶解吗？口腔中产生的唾液能够抵御让牙齿溶解的成分，所以牙齿也不会溶解。

为什么会 肩膀酸痛？

肩膀酸痛是指由于肩膀周围的肌肉僵硬感觉到的疼痛。平时肩膀周围的肌肉要支撑头部和手臂，所以随时要获取新鲜的血液来完成工作。血液的流动是通过肌肉的活动产生的，如果长时间保持同一个姿势，肌肉无法获取新鲜的血液，就会容易感到疲劳。

按压指关节 嘎巴嘎巴响，难道是 骨头的声音？

不是骨头在响，而是空气发出的声音。连接骨头与骨头的关节之间有一种叫作滑液的液体，在我们手指弯曲用力按压关节的时候，滑液中就会出现由空气形成的气泡。之后气泡破裂的声音通过骨骼传出，我们就会听到嘎巴嘎巴的声音。

如果我们总是故意让手指关节发出声响，有可能会引发关节的炎症，所以一定要注意哦。

> 婴儿的骨骼还没有发育完全，所以很容易发出声音。

血型 有哪些不同？

因为构成血液的红细胞的膜上特异性抗原的不同，而产生不同的血型。主要有"A 型物质"和"B 型物质"两种。A 型血的人拥有附着着"A 型物质"的红细胞，B 型血的人拥有附着着"B 型物质"的红细胞。AB 型血的人拥有附着着 A 型和 B 型两种物质的红细胞。O 型血的红细胞表面 A 型、B 型两种物质都没有。

> 你是什么血型？

为什么开心的 时间 会 觉得过得特别快?

当我们沉浸在让我们感觉到开心的事情中,会感觉时间过得很快。因为当我们沉浸其中时就会忘记看时间,会忽略掉时间的流逝,所以我们经常会觉得"怎么已经到这个时间了"。

相反,当我们无聊的时候就会不停地看时间,总会觉得时间过得太慢。

为什么恋爱 会让人 觉得幸福 呢?

幸福的感觉是由大脑制造出来的。当我们进入恋爱状态时,大脑就会分泌出一种叫作"多巴胺"的神经递质。当多巴胺被分泌出来后,心情就会变好,能够强烈感受到幸福的感觉。

同时,多巴胺还具有提高注意力,产生新的灵感的作用。

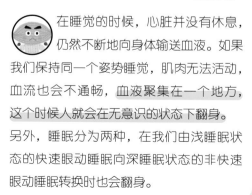

如果有了喜欢的人,也不要影响学习哦。

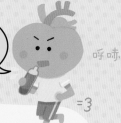

如果感觉脚麻了,可以试着让脚大拇指慢慢转动。

呼哧

=3

为什么跪坐 的时候 脚会发麻?

跪坐时,腿部的神经就会被体重压迫得无法工作,神经"麻痹"的时候就会向肌肉发送危险信号。

另外腿部的血管也会因为体重的压迫而变窄,造成血液流通不顺畅,氧气无法运送到腿部。这时腿部的神经就会发出"缺氧"的信号,引发更强烈的麻木感。

为什么人睡觉的时候要 翻身?

在睡觉的时候,心脏并没有休息,仍然不断地向身体输送血液。如果我们保持同一个姿势睡觉,肌肉无法活动,血流也会不通畅,血液聚集在一个地方,这个时候人就会在无意识的状态下翻身。

另外,睡眠分为两种,在我们由浅睡眠状态的快速眼动睡眠向深睡眠状态的非快速眼动睡眠转换时也会翻身。

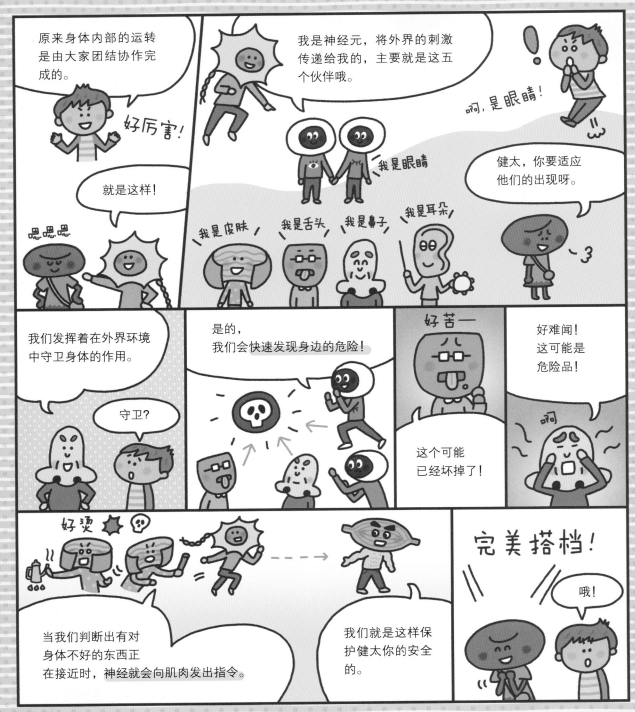

26

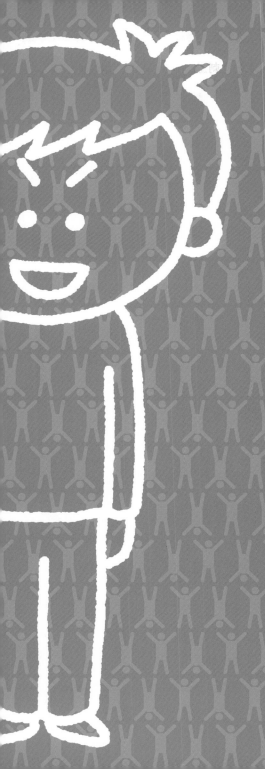

感觉器官

听声音，闻气味，我们的身体
在不停地感受着身边发生的事情。
下面来介绍一下掌管我们
感觉的"五感"器官吧。

覆盖在身体表面的
皮肤、指甲、毛发

让我们感受到冷、热、柔软、疼等刺激的"触角"由皮肤控制。除此以外，皮肤形成了身体的屏障，具有防止细菌和病毒入侵、调节体温、防止体内水分流失等功能。

你知道吗？指甲和毛发也是皮肤的一部分。毛发在保护皮肤，指甲在保护手指和脚趾的前端。毛发和指甲都可以经过一定的周期重新生长。

答案
A 23 页猜谜答案

❸ 指甲

指甲和毛发中没有神经，所以剪掉也不会觉得疼。

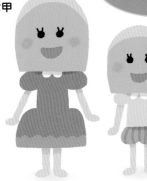

指甲

如果没有指甲，手指尖就没办法用力。

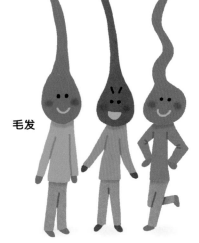

头发每天可以长 0.2～0.3mm。

毛发

皮肤的平均厚度约为2mm，覆盖在全身表面。

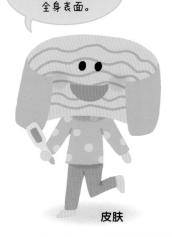

厚　度：约0.2mm

主要工作
● 保护脚趾前端和手指尖

皮肤

表面积：成人皮肤的总面积约1.6m²

重　量：成人皮肤的总重量约3kg

主要工作
● 保护身体
● 调节体温
● 感知疼痛和温度

粗　细：一根头发的直径约0.1mm

主要工作
● 保护皮肤表面

毛发为什么剪掉还会再生长？

 毛发是由毛根也就是毛的根部生长出来的。毛根生长在毛孔内部，那里每天都会产生新的毛囊干细胞。随着毛囊干细胞的增加成长，毛发就会被顶出到皮肤外侧越长越长。

 为什么会长**粉刺**呢？

 主要是毛孔分泌大量皮脂造成的。虽然皮脂是防止皮肤干燥非常重要的物质，但是如果分泌过多就会导致毛孔堵塞，使毛孔中细菌增殖，从而引发皮肤炎症，形成粉刺。

保持体温的居然是汗液！

人体的体温总是保持在36~37摄氏度之间，其关键在于汗液。汗液有让身体表面散热的作用，每当体温上升的时候身体就会通过排汗来降温。炎夏时节，人体1天大概会排出5~10升的汗液。

 为什么**被晒**后就会变得特别黑？

 紫外线是一种长时间照射就会伤害真皮的强烈光线。为了防止紫外线刺激皮肤，在照射紫外线时，表皮中的黑素细胞会产生一种叫作"黑色素"的物质，这种物质会使皮肤变黑。

精选 **Q** 皮肤生成新的皮肤大约需要多长时间？

❶ 约4周 ❷ 约3天 ❸ 约1年

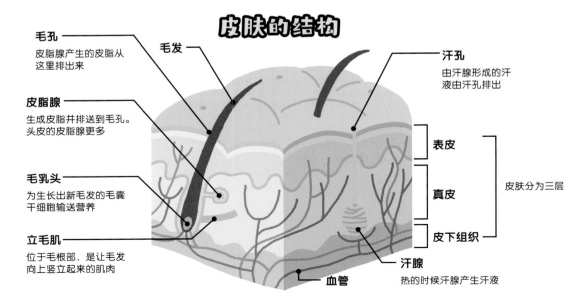

皮肤的结构

毛孔
皮脂腺产生的皮脂从这里排出来

毛发

皮脂腺
生成皮脂并排送到毛孔。头皮的皮脂腺更多

毛乳头
为生长出新毛发的毛囊干细胞输送营养

立毛肌
位于毛根部，是让毛发向上竖立起来的肌肉

血管

汗孔
由汗腺形成的汗液由汗孔排出

表皮
真皮
皮下组织
皮肤分为三层

汗腺
热的时候汗腺产生汗液

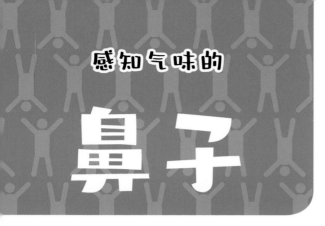

感知气味的
鼻子

鼻子掌控"嗅觉",是用来闻气味的部位。鼻子里面有很多感知气味的传感器。同时,鼻子还承担着呼吸的任务。鼻孔里面有一条让空气通过的鼻腔,在这里可以调节进入身体内部空气的温度和湿度,阻挡灰尘进入。每当鼻塞的时候,就会闻不到气味,呼吸也会变得困难。

答案
A
29页猜谜答案 **①** 约4周

皮肤细胞会不断新生,表面的陈旧细胞会不断剥落。

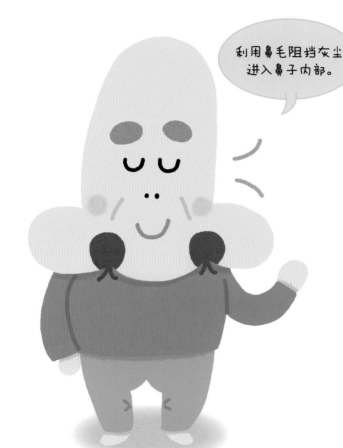

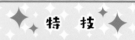
利用鼻毛阻挡灰尘进入鼻子内部。

✦ **特 技** ✦

鼻子的传感器非常优秀,大约能够区分1万种以上的气味。

⚠ **缺 点** ⚠

鼻子内侧的黏膜非常脆弱。每当遇到细菌等异物时,鼻黏膜就会分泌鼻涕将它们冲走。

大　　小:成人的鼻子
　　　　　宽4~5cm
　　　　　高2.5~3cm

数　　量:1个

主要工作
● 感知气味
● 呼吸空气
● 调节进入体内的空气的温度和湿度
● 阻挡空气中的灰尘进入体内

感知气味的组织

按照 ① ~ ③ 顺序传递气味的信息。

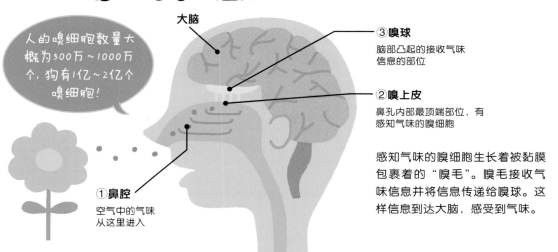

人的嗅细胞数量大概为500万~1000万个，狗有1亿~2亿个嗅细胞！

大脑

③嗅球
脑部凸起的接收气味信息的部位

②嗅上皮
鼻孔内部最顶端部位，有感知气味的嗅细胞

①鼻腔
空气中的气味从这里进入

感知气味的嗅细胞生长着被黏膜包裹着的"嗅毛"。嗅毛接收气味信息并将信息传递给嗅球。这样信息到达大脑，感受到气味。

精选 Q

❶ 气味的成分
❷ 失去生命的白细胞
❸ 吃下去食物的残渣

当我们感冒的时候鼻涕是黄色的，这是因为有一种东西混入了进去，那是什么呢？

为什么哭的时候会流鼻涕？

眼睛和鼻子之间通过细小的管道连接在一起。平时眼泪都是一点一点产生的（见第33页），但是如果一下子产生很多眼泪，眼睛与鼻子之间的细小管道就会充满泪水，这时候从眼睛里流出来的就是眼泪，从鼻子里流出来的就是鼻涕了。

为什么鼻子里面变痒就会打喷嚏？

如果鼻子内进入异物，或者黏膜细胞受到刺激，鼻子就要把异物排出来。这就是打喷嚏的原因。对鼻黏膜的刺激被传导至肺以及肺部周围的肌肉，导致其收缩，然后突然释放，空气就从肺部一下子被排出来。

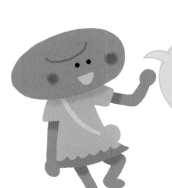

鼻腔内的黏膜非常薄，所以稍微用力碰触就可能流鼻血哦。

了不起！

不看也可以用鼻子分辨是什么！

比如咖喱，不需要看，只闻就能猜到这是咖喱。但是人并不是从一出生就能分辨气味。人出生后就不断感知各种气味，并且能记住非常多的气味。

感知光线的 眼睛

眼睛掌管的是观察物体的"视觉"。眼睛获取的信息被送入大脑。眼睛的作用非常重要，人从外部获得的信息中80%都是通过眼睛获得的。产生眼泪也是眼睛非常重要的工作。眼泪能够湿润眼睛，起到保护眼睛不受灰尘和细菌侵害的作用。眼泪不只伤心或开心的时候才有哦。

答案
A
31页猜谜答案 ② 失去生命的白细胞

当我们感冒的时候，与进入鼻子内部的细菌进行战斗的白细胞就会混入鼻涕中。

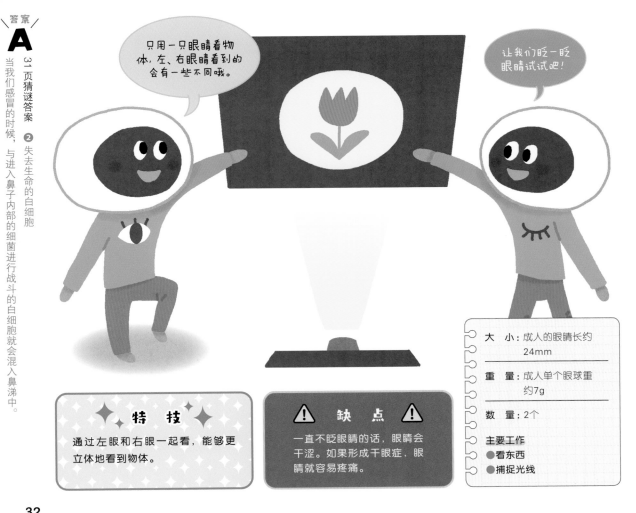

只用一只眼睛看物体，左、右眼睛看到的会有一些不同哦。

让我们眨一眨眼睛试试吧！

✦ 特 技 ✦
通过左眼和右眼一起看，能够更立体地看到物体。

⚠ 缺 点 ⚠
一直不眨眼睛的话，眼睛会干涩。如果形成干眼症，眼睛就容易疼痛。

大　小：成人的眼睛长约24mm

重　量：成人单个眼球重约7g

数　量：2个

主要工作
● 看东西
● 捕捉光线

我们是如何看到东西的

光的信息按照从①~⑥的顺序传递。

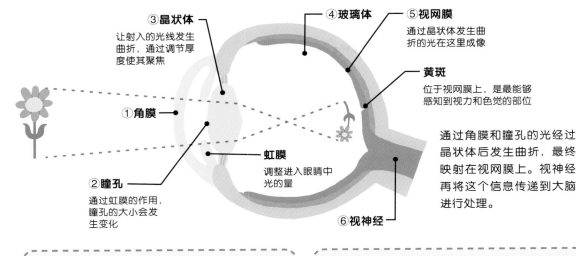

③晶状体
让射入的光线发生曲折，通过调节厚度使其聚焦

④玻璃体

⑤视网膜
通过晶状体发生曲折的光在这里成像

黄斑
位于视网膜上，是最能够感知到视力和色觉的部位

①角膜

虹膜
调整进入眼睛中光的量

②瞳孔
通过虹膜的作用，瞳孔的大小会发生变化

⑥视神经

通过角膜和瞳孔的光经过晶状体后发生曲折，最终映射在视网膜上。视神经再将这个信息传递到大脑进行处理。

 ## 为什么在**黑暗**的地方慢慢地也会看得见呢？

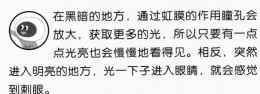 在黑暗的地方，通过虹膜的作用瞳孔会放大，获取更多的光，所以只要有一点点光亮也会慢慢地看得见。相反，突然进入明亮的地方，光一下子进入眼睛，就会感觉到刺眼。

 ## 如果一直看电子屏幕**眼睛会坏掉**吗？

长时间盯着电子屏幕，眼睛就需要一直聚焦在那里，久而久之眼睛就会疲惫。可能出现模糊、看不到东西的情况，所以一定不要长时间看电视、打游戏。

 ## **眼泪**是从哪里来的？

 眼泪是由泪腺制造出来的。眼泪从泪腺出发通过细小的管道达到眼睛表面，可以滋润眼球，防止外部的脏东西进入眼睛。

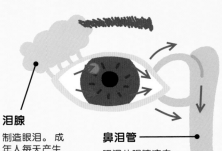

泪腺
制造眼泪。成年人每天产生眼泪的量大约为0.6~1ml

鼻泪管
眼泪从眼睛流向鼻子的管道

33

感知声音的 耳朵

耳朵掌管听取声音的"听觉"。耳朵不仅包括在脸颊外侧可以看得见的部分，它还一直向里面延伸。长在脸颊两侧突出的耳郭将声波收集引导进入外耳道，让耳朵里面的鼓膜发生振动来感知声音。声音的大小、高音、低音等差异，耳朵都能分辨出来。此外，耳朵还有保持身体平衡，感知倾斜和旋转的功能。

答案
A
33页猜谜答案 ❷ 3～6个月

和只生长3～6个月的眉毛和睫毛相比，头发可以一直生长2～6年。

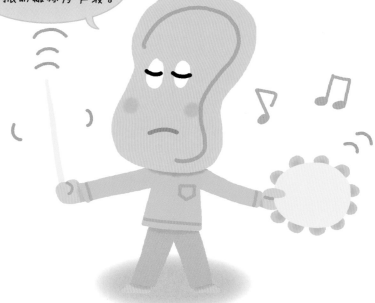

耳朵收集的空气中的细小振动被称为"声波"。

大 小：成人的耳郭长
6~7cm

数 量：2个

主要工作
● 捕捉声音的振动，传达给大脑
● 感知身体的旋转和倾斜

✦ 特 技 ✦

可以听到从20Hz（赫兹）到20000Hz频率范围的声音。

⚠ 缺 点 ⚠

如果在近处听到类似火箭发射时的声音，鼓膜可能会被震破。

人为什么长两只耳朵？

通过传递到左、右两只耳朵声音的大小，以及声音传递到耳朵的时间，大脑可以判断出声音传来的方向。如果左耳稍微早一点听到了声音，就可以判断是身体左侧发出的声音。如果是正面发出的声音，就会同时传递到左、右耳。

为什么坐飞机的时候耳朵里面会痛？

耳朵里面有一层很薄的膜，叫作鼓膜。平时耳朵里面的空气和外面的空气在鼓膜的两侧均衡地对抗。但高空中空气稀薄，外侧空气的力量就会变弱，相互对抗的两个力失去了平衡，耳朵里面就会感觉疼痛。

精髓
Q
❶ 海豚 ❷ 猫 ❸ 兔子

比人类听觉高出 7 倍以上的是什么动物？

即便堵住耳朵仍然能够听到自己的声音！

平时我们听到的声音，是空气的振动与脑的骨头的振动在耳朵中相重叠听到的。即便堵住耳朵，骨头的振动还是会传递到耳朵，所以就能够听到自己的声音。不过堵住耳朵的程度不同，声音听起来也会变得不清晰或者发生变音。

什么是半规管？

半规管是维持身体姿势、保持平衡的器官。我们能够直立，并且保持稳定的姿势，都要归功于半规管。如果半规管出现问题，就容易出现眩晕等症状。

让我们听到声音的耳部结构

声音按照① ~ ⑥的顺序传递。

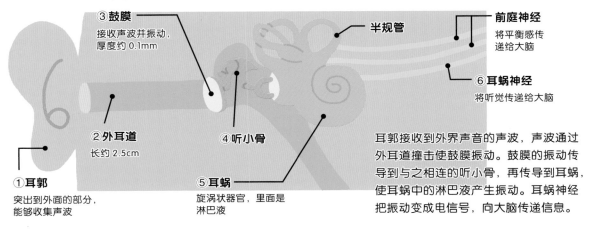

③鼓膜
接收声波并振动，厚度约 0.1mm

半规管

前庭神经
将平衡感传递给大脑

⑥耳蜗神经
将听觉传递给大脑

②外耳道
长约 2.5cm

④听小骨

①耳郭
突出到外面的部分，能够收集声波

⑤耳蜗
旋涡状器官，里面是淋巴液

耳郭接收到外界声音的声波，声波通过外耳道撞击使鼓膜振动。鼓膜的振动传导到与之相连的听小骨，再传导到耳蜗，使耳蜗中的淋巴液产生振动。耳蜗神经把振动变成电信号，向大脑传递信息。

感知味道的
舌头

舌头掌管的是感受味道的"味觉"。舌头的表面布满了细小的颗粒状物体。这些细小颗粒上有大约5000个叫作"味蕾"的传感器。用舌头可以感知食物的温度和硬度。舌头还可以很灵活地转动，将食物在口中翻动、吞咽。说话时发出声音，也少不了舌头的作用。

答案

A

35 页猜谜答案 **❶** 海豚

据说海豚们用人类听不见的高音沟通。

海豚 海豚能够听到最高频率为 150000Hz 的声音。

你知道味道的五个种类吗？

大　小：成人的舌头长约 7cm

数　量：1

主要工作
● 感知味道
● 发音
● 将食物运送到咽喉

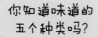

✦ 特 技 ✦

因为舌头完全是由肌肉构成的，所以舌头可以做复杂的动作以及改变形状。

⚠ 缺 点 ⚠

如果日常饮食过于单调，舌头感觉味道的功能就可能减弱。

甜　鲜※　苦　酸　咸

※ 鲜是指类似用海带、香菇和鲣鱼干熬制的汤汁的味道。

舌头的构成

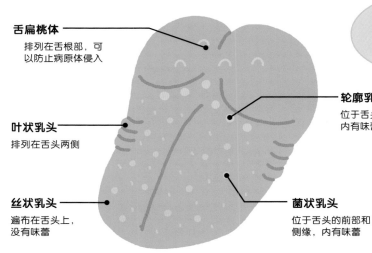

舌扁桃体
排列在舌根部，可以防止病原体侵入

叶状乳头
排列在舌头两侧

丝状乳头
遍布在舌头上，没有味蕾

轮廓乳头
位于舌头的后部，内有味蕾

菌状乳头
位于舌头的前部和侧缘，内有味蕾

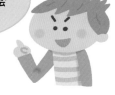

如果吃过多辣的东西，味蕾就会减少哦！

当有味道的物质进入舌头表面轮廓乳头和菌状乳头中的味蕾时，味蕾中的味觉细胞就会将其作为味觉信息，通过味觉神经传递给大脑。

精选 **Q**

❶ 变色龙 ❷ 蝙蝠 ❸ 鲇鱼

不仅是舌头，在全身上下有 20 万个味蕾的是哪种动物？

辣不是味道吗?

辣并不是通过味蕾感受到的味道，而是通过疼痛和温度感受到的感觉。吃辣的东西时会容易出汗，而且嘴里火辣辣的。这种感觉不是味道，而是一种刺激，类似芥末那种冲鼻的辣。

变成大人以后会喜欢**苦**的东西，是真的吗？

小孩子的味蕾很多，所以对苦味非常敏感。但是味蕾会随着年龄的增长而减少，舌头感觉味道的能力也会减弱。所以成为大人以后，啤酒、咖啡等苦的东西也会觉得美味。

为什么捏住**鼻子**就吃不出味道了呢？

感知味道的不只是味觉，鼻子闻到的食物的气味也是我们感受美味的关键。所以当我们感冒鼻塞的时候，会觉得食物索然无味。

了不起！

舌头的耐热性更好!

和身体相比，舌头感知温度的传感器较少，所以舌头可以接受较热的食物。但是太热的食物还是会烫伤舌头，所以注意不要着急喝或者吃太热的东西。

人体知识
问答（二）

感觉器官还有很多神奇的地方哦！

被蚊子 叮咬 后为什么会 痒？

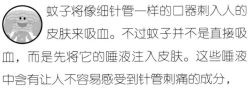

蚊子将像细针管一样的口器刺入人的皮肤来吸血。不过蚊子并不是直接吸血，而是先将它的唾液注入皮肤。这些唾液中含有让人不容易感受到针管刺痛的成分，但是这些成分对于人体来说是和细菌一样的入侵者。当人体判断出蚊子的唾液是外界入侵的有害物质时，就会发痒。

为什么切 洋葱 的时候会流 眼泪？

切洋葱的时候，洋葱的组织细胞被破坏，释放出一些特殊的酶和氨基酸。这些成分和空气接触后会发生反应，形成的硫化物会刺激眼睛和鼻子中的神经末梢，使眼睛流泪。

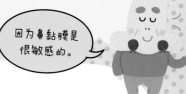

因为鼻黏膜是很敏感的。

为什么 指甲 会长长？

指甲在平时生活中会自然磨损，所以每天都在生长。隐藏在皮肤下指甲根部的"甲根"每天都会生长出指甲。新生长出来的部分会把原来的指甲不断向前推动，指甲每天大概可以生长 0.1~0.15mm。

大家的 指纹 都不一样吗？

每个人的指纹都不一样。当我们还是胎儿，在妈妈的肚子里的时候，指纹就已经开始生成了。
据说根据遗传指纹可以大致分为三种类型：旋涡状的"斗形纹"，从一个地方出发再回到同一个地方像马蹄一样的"箕形纹"，还有像弓的"弓形纹"。

为什么 感冒 的时候 医生要看 舌头 呢？

通过看舌头能够知道身体的健康状态。比如舌头的颜色发白，就是营养不够；舌头发紫可能是心脏出了问题。

另外，舌头的表面有一层叫作"舌苔"的白色苔状物，舌苔正常情况下是薄薄的一层覆盖在舌头上，如果不是，就可能是内脏发生了某些变化，或者是感冒了。

为什么感觉 冷 的时候 会起 鸡皮疙瘩 ？

当感觉到寒冷时，位于身体毛根处的"立毛肌"会自然收缩。立毛肌收缩拉拽毛孔中的毛发，使毛发直立，毛孔整体也会收紧。

这样平时看起来很平整的毛孔就会突出，呈现出鸡皮那样的颗粒状。

在紧张和感动的时候也会起鸡皮疙瘩哦！

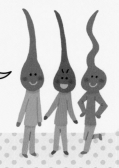

半规管和前庭神经分别掌管人体的旋转和倾斜。

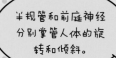

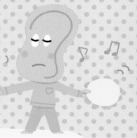

为什么人 转圈 的时候 会眼花 ？

眼睛为了看到不停旋转的景色就需要追着周围的东西看。如果景色旋转过快，眼睛追不上，就不知道看到了什么东西，大脑就会进入混乱状态。

同时，耳朵内侧的半规管和前庭神经传输的信号也会无法传递到大脑。这就是人转圈时会眼花的原因。

痣 是什么 ？

皮肤中的"黑素细胞"能够产生黑色素，黑色素在皮肤上沉积就形成了痣。已经形成的痣是不会消失的。

随着年龄的增长，黑色素沉积得越来越多，原本平整的痣也可能会像疙瘩那样凸起。

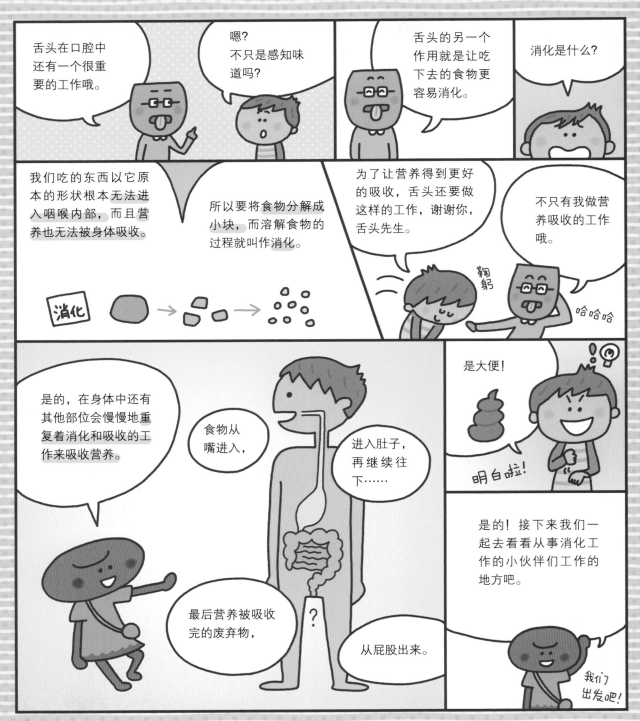

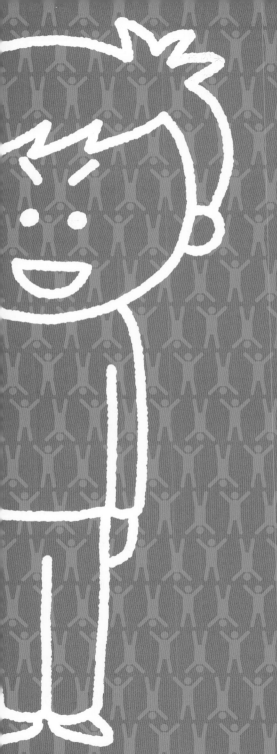

消化、吸收食物的器官

你有没有思考过

吃进嘴巴的食物是如何在身体里移动的呢？

让我们一起来看看，

食物进入身体后会经过哪些器官，

这些器官又有什么样的作用。

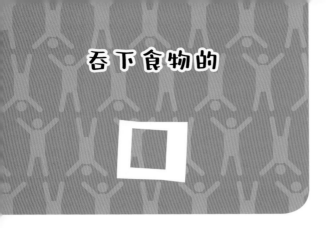

吞下食物的 口

□（通称嘴巴）是食物的入口。口腔分泌唾液来分解食物，让食物更容易咽下。除此以外，口还可以吸气、呼气，在说话的时候，通过转动舌头和开合嘴唇能够发出声音。在口腔深处有咽喉、让食物通过的食道和让空气通过的气管，咽喉、食道和气管都连接在一起。

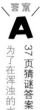
答案 A

37 页猜谜答案 ❸ 鲇鱼

为了在浑浊的水中判断猎物能不能吃，所以鲇鱼全身都长有味蕾。

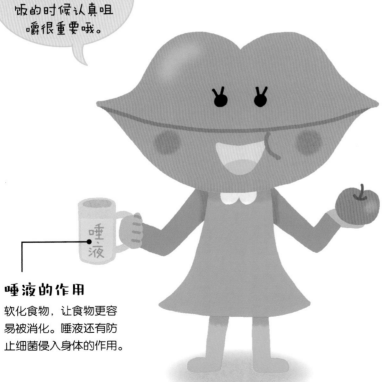

越咀嚼唾液就分泌得越多，所以吃饭的时候认真咀嚼很重要哦。

唾液的作用

软化食物，让食物更容易被消化。唾液还有防止细菌侵入身体的作用。

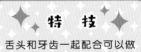

✦ **特 技** ✦

舌头和牙齿一起配合可以做很多事情，例如吃饭、说话。

⚠ **缺 点** ⚠

紧张或担心的时候，就不容易分泌唾液。

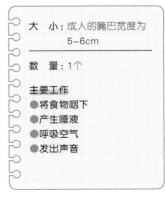

大 小：成人的嘴巴宽度为 5~6cm

数 量：1个

主要工作

● 将食物咽下
● 产生唾液
● 呼吸空气
● 发出声音

产生唾液的地方

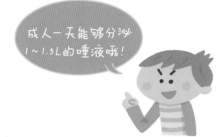

成人一天能够分泌1~1.5L的唾液哦!

腮腺
位于耳朵的前下方,可以分泌清爽的唾液

下颌下腺
位于下颌下面,可以分泌黏稠的唾液

舌下腺
位于舌头的下面,可以分泌黏稠的唾液

精选 **Q**

① 婴儿一天分泌的唾液量是多少?

② 2L (约为大塑料瓶一瓶的量)

② 200ml ③ 9~12L

人为什么会打嗝?

其实我们在咽下食物的时候也把空气一起吞咽了进去。胃里聚集了过多的空气,导致胃部发胀,然后空气就会发生逆流,这就是打嗝的原因。在喝含有碳酸的饮料之后,就比较容易打嗝。

为什么想象美食的时候就会分泌唾液呢?

这叫作条件反射。如果曾经有品尝美味的经验,那么再次看到这种食物,闻到食物的气味,仅仅通过想象身体就能够做出反应,唾液就被分泌出来了。当我们看到梅干的时候会分泌唾液,是因为唤起了之前对酸的记忆。

为什么早上起床的时候会有口臭?

在我们睡觉的时候,唾液分泌减少,口腔干燥导致细菌滋生加快,就会产生气体和难闻的气味。如果睡前不刷牙,污渍残留在牙齿上,气味就会变得更重。

了不起!

悬雍垂居然是嘴和鼻子间的大门!

在咽喉内部能够看到的下垂的"小舌头"学名叫作悬雍垂。悬雍垂分别连接口腔和鼻子,起到防止食物进入鼻子的作用。

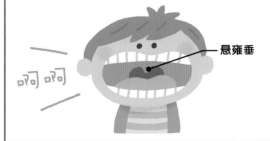

悬雍垂

啊啊

将食物粉碎的 牙齿

人 一生当中生长的牙齿包括20颗乳牙，28～32颗恒牙。乳牙从婴儿时期开始生长，到小学阶段开始慢慢换成大人的恒牙。牙齿露在外面的白色坚硬部分叫作牙冠，包在牙龈里的部分叫作牙根。因为有牙齿我们才能将食物咬碎，咀嚼食物，才能感受到食物的美味。

答案
A
43页猜谜答案 ❸ 9～12L

婴儿为了防止细菌进入身体，会分泌大量的唾液。

✦ 特 技 ✦
覆盖在牙齿表面的牙釉质比骨骼还要坚硬，是身体中最硬的部分。

⚠ 缺 点 ⚠
如果不经常刷牙，不保持口腔清洁，口中就会滋生细菌，导致蛀牙。

大 小： 恒牙中最小的门牙长约8.5mm

数 量： 乳牙20颗
　　　　恒牙28~32颗

主要工作
● 咬碎食物

尖端平薄可以切碎食物。

表面凹凸，擅长磨碎食物。

长在后侧，强劲有力，磨碎食物。

切牙（门牙）

前磨牙

尖牙（犬齿）

磨牙（槽牙）

和门牙排列在一起，因为头部比较尖，所以善于切断食物。

为什么儿童会**换牙**？

成人和儿童的脸大小是不一样的。随着身体的生长发育，颌部骨骼也会长大，乳牙的大小和数量就不足了。所以为了适应颌部骨骼的大小，新生成的体积较大的恒牙会替换掉乳牙。

没了牙齿会不方便吗？缺少一颗没问题吗？

所有的牙齿都各司其职，无论缺少哪一颗牙齿，都会增加其他牙齿的负担，所以要通过镶牙填补空缺的牙齿。如果不及时治疗蛀牙，很快周围其他的牙齿也会坏掉。

吃甜食容易变成**蛀牙**吗？

吃甜食后，口腔中会残留含有糖分的残渣。龋齿菌最喜欢这种糖分。龋齿菌"吃掉"这些糖分后会产生一种酸性物质附着于牙齿表面，使牙齿表面的牙釉质被溶解，形成蛀牙。

什么是智齿？

恒牙一共有 28 颗，但是在 18 岁到 30 岁之间，口腔内侧上下会再长出 4 颗牙齿，这 4 颗牙齿叫作智齿。如果智齿生长得不好，就会引发强烈的牙疼，必须拔掉。不过也有人一辈子都不会长智齿。

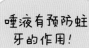

唾液有预防蛀牙的作用！

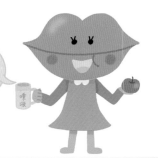

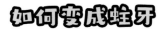

如何变成蛀牙

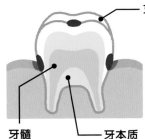

牙釉质

牙髓

牙本质

如果牙上残留有食物残渣，细菌就会堆积，溶解掉牙釉质。

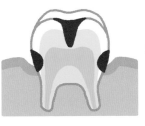

牙釉质被完全破坏掉后，牙本质也会被溶解。这时，牙齿遇到凉的东西会感到刺痛。

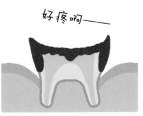

好疼啊——

牙本质被溶解掉后，和神经相连的牙髓部位会出现小孔，就会感到强烈的疼痛。

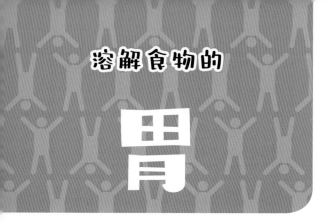

溶解食物的 胃

胃 由平滑肌构成，形状像一个袋子。在日本，胃也被称为"胃袋"。人吃进口中的食物会先储存在胃里。胃分泌胃液，通过胃部运动让胃液和食物充分混合，让食物变软。这种运动叫作"胃蠕动"。胃的这些活动为食物的消化吸收做好准备。

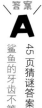

答案

45页猜谜答案 ❶ 鲨鱼

鲨鱼的牙齿不管断掉多少次都可以重新生长。松鼠的牙齿不会重新生长，但是可以一直长长。

✦ 特 技 ✦

胃部的平滑肌有很好的伸展性，吃饱饭后的胃能够膨胀到空腹时的3倍大。

⚠ 缺 点 ⚠

遇到外部压迫时，胃的功能会变弱。如果压力一直持续，可能会造成胃穿孔。

大 小：可伸缩，空腹时为拳头大小

容 积：饱腹时约1300ml

数 量：1个

主要工作
● 暂时存放食物
● 分泌胃液并与食物混合

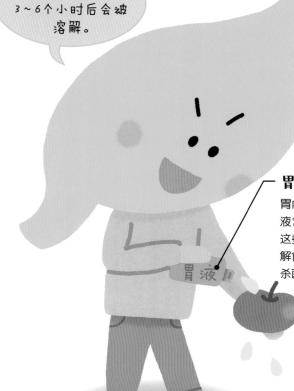

食物浸泡在胃液中，3~6个小时后会被溶解。

胃液的作用

胃内侧的黏膜分泌的胃液含有消化酶和盐酸，这些物质能够消化、分解食物，并对食物进行杀菌。

为什么肚子**饿的**时候会咕咕叫?

胃一直在反复地膨胀、收缩。当胃在空的状态时蠕动,胃里的空气就会被排挤到小肠,这时发出的声音就是我们听到的"咕咕"声,所以肚子饿的时候经常会咕咕叫。

真的有另一个**胃**吗?

吃饱饭后,如果眼前出现喜欢的食物,大脑就会向胃发出命令,让胃部加速蠕动,将胃里的食物送进小肠,或者胃本身再次扩张,为吃下更多的食物腾出空间,所以其实并没有另一个胃。

胃工作的时候,人就会觉得困。

吃完饭后会觉得困,是因为胃为了消化吃下去的食物正在努力地工作。胃在工作的时候需要大量的氧气,所以含有氧气的血液就会汇集到胃部。这时身体其他部位氧气不足,就会觉得困。

胃的蠕动过程

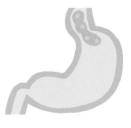

食物进入胃后,暂时堆积在胃的上部。

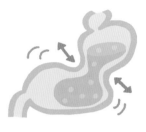

胃部的肌肉伸缩,让食物与胃液混合,变软后流向胃的下部。

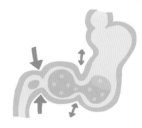

胃下部蠕动增强,经过多次混合,再一点点将食物输送到小肠。

精 键
Q

❶ 一秒钟 ❷ 一〇秒钟 ❸ 一分钟

食物通过食道进入胃部大概需要多长时间?

什么是消化液?

消化液是由胃等消化器官分泌出来的,为了让吃进去的东西更容易被消化的液体。胃液容易受温度影响,吃多了凉的东西会使胃部冷却,胃功能就会变弱,所以冰激凌吃多了就会肚子疼。

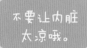

不要让内脏太凉哦。

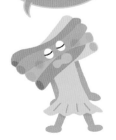

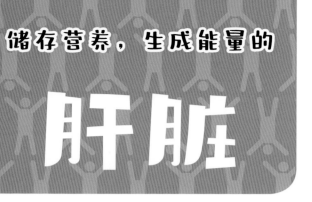

储存营养，生成能量的
肝脏

对人体而言，肝脏就像是一座实现物质转化的化学工厂。肝脏将营养元素转化为身体容易吸收的形态，并储存能量。当身体生长需要能量的时候，肝脏会通过血液将营养输送到全身。肝脏的另一项功能是将身体不需要的有害物质分解，排出体外，还可以帮助分解酒精和脂肪，所以肝脏总是特别忙碌。

答案
A
食道也和胃一样，能够通过扩张和收缩的「蠕动运动」将食物推出。

47页猜谜答案
② 10秒钟

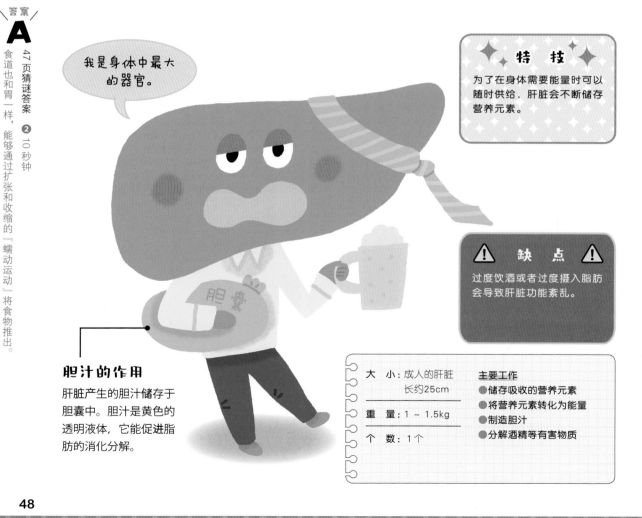

我是身体中最大的器官。

✦ 特 技 ✦
为了在身体需要能量时可以随时供给，肝脏会不断储存营养元素。

⚠ 缺 点 ⚠
过度饮酒或者过度摄入脂肪会导致肝脏功能紊乱。

胆汁的作用
肝脏产生的胆汁储存于胆囊中。胆汁是黄色的透明液体，它能促进脂肪的消化分解。

		主要工作
大　小	成人的肝脏长约25cm	●储存吸收的营养元素
重　量	1～1.5kg	●将营养元素转化为能量
个　数	1个	●制造胆汁
		●分解酒精等有害物质

肝脏的4个主要功能

关键
Q

❶ 菠萝蜜 ❷ 肝 ❸ 荷尔蒙

鸡和猪的哪个脏器可以用来食用？

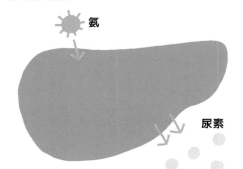

铁 糖类 维生素 脂肪 蛋白质

储存身体必要的营养元素

储存通过小肠吸收，由血液输送进来的铁、维生素等营养元素。

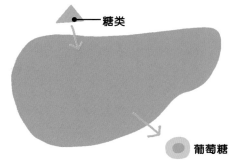

糖类 葡萄糖

将营养元素转化为能量

将吸收的营养元素转化成身体容易吸收的形态，并将这些能量输送出去。

氨 尿素

将对身体有害的物质排出

分解酒中含有的酒精、氨等有害物质，并将废弃物混合在尿液中排出体外。

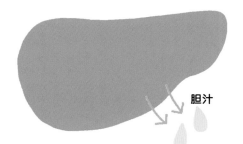

胆汁

生成与消化相关的胆汁

肝细胞生成的胆汁先存储在胆囊中，再被送往十二指肠。

了不起！

肝脏切除后可以再生！

身体中只有肝脏切除的部分还可以再生，其他内脏如果被切除是无法恢复的。肝脏即使被切除三分之二，一年以后基本上就会恢复原样。所以一些肝脏疾病可以通过切除部分肝脏来治疗，或者进行肝脏移植。

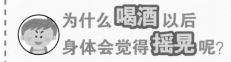

为什么喝酒以后身体会觉得摇晃呢？

过度饮酒会造成肝脏功能紊乱，这时，酒精被分解后产生的乙醛就会融入血液中并被输送到身体各个部位，造成大脑的部分功能被麻痹，身体就会摇晃。

产生消化液的
胰腺、
十二指肠

在胃的后面生长着胰腺，围绕在它周围的是十二指肠。它们都是帮助消化食物的器官。当胃中被溶解的食物流入十二指肠时，胰腺分泌的胰液和肝脏生成的胆汁会在这里与食物混合，促进食物的消化。此外胰腺还能生成控制饮食后血糖值的"胰岛素"，这是一种非常重要的激素。

肝脏

胰腺

> 在胃部输送来的食物中添加两种消化液。

胰液

> 十二指肠是小肠的一部分。

十二指肠

胰液的功能
胰液能够分解蛋白质、碳水化合物和脂肪。因为胰液中含有强效的消化酶，所以在消化过程中占据重要地位。

答案
A
49页猜谜答案 ❷ 肝
鸡和猪的肝脏中含有大量的铁，是营养价值很高的食物。

十二指肠	
长　度：约25cm（大约为12根成人手指的宽度）	主要工作 ●在食物中混入胆汁和胰液 ●中和胃液

胰腺	
大　小：长约15cm 　　　　宽3~4cm	主要工作 ●制造胰液 ●调整血糖值
数　量：1个	●生成胰岛素等激素

十二指肠的消化过程

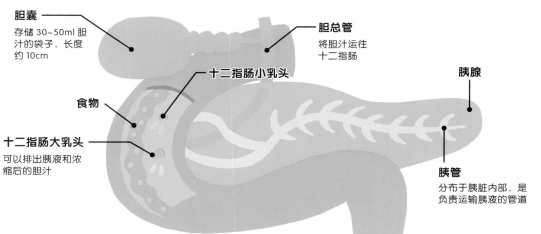

胆囊
存储 30~50ml 胆汁的袋子，长度约 10cm

胆总管
将胆汁运往十二指肠

十二指肠小乳头

胰腺

食物

十二指肠大乳头
可以排出胰液和浓缩后的胆汁

胰管
分布于胰脏内部，是负责运输胰液的管道

关键 **Q**

① 兰卡威岛 ② 瓦胡岛 ③ 胰岛

胰腺中制造激素的部分叫什么？

在胃中被软化的食物流入十二指肠后，胆囊和胰腺开始工作。十二指肠小乳头分泌出胰液，十二指肠大乳头分泌出胆汁和胰液的混合物，这些消化液被混入食物中。

什么是血糖值?

血糖值就是显示血液中葡萄糖浓度的数值。健康成年人的正常血糖值，空腹时为 70~110mg/100ml，餐后 2 小时为 80~140mg/100ml。血糖值持续处于高状态，容易引发糖尿病等疾病。

了不起！

控制肝脏的胰腺

胰腺分泌的胰岛素和胰高血糖素两种激素，通过作用于肝脏来调节血液中葡萄糖的含量。葡萄糖是生命非常重要的能量源，含量过多过少都不好。

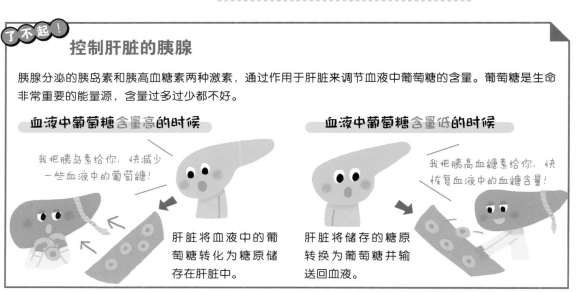

血液中葡萄糖含量高的时候

我把胰岛素给你，快减少一些血液中的葡萄糖！

肝脏将血液中的葡萄糖转化为糖原储存在肝脏中。

血液中葡萄糖含量低的时候

我把胰高血糖素给你，快恢复血液中的血糖含量！

肝脏将储存的糖原转换为葡萄糖并输送回血液。

吸收营养的 小肠

小肠可以说是消化和吸收的主角，它可以分泌含有消化酶的小肠液。小肠非常长，所以食物经过小肠要花4~15小时，在这期间，营养元素将全部被吸收。小肠内侧布满了皱襞，皱襞上密集地覆盖着绒毛，正是这些绒毛在吸收营养。

答案
A
51页猜谜答案 ❸ 胰岛
胰腺中有100多万个胰岛。

小肠液的作用

分解营养素。为了让身体更容易吸收营养素，小肠液将碳水化合物分解为葡萄糖，将蛋白质分解为氨基酸，将脂肪分解为脂肪酸和甘油。

小肠液

小肠内侧生长的每一根绒毛都在吸收营养。

小肠绒毛的数量可达500万根！

大 小：小肠长6~7m、直径约4cm

表面积：将绒毛展开总表面积约200m²（约是一个足球场的大小）

重 量：和大肠一起约占体重的3%

主要工作
● 制造小肠液，消化食物
● 吸收营养

 特 技

因为小肠特别长，所以可以慢慢地吸收营养。

 缺 点

如果小肠因为某些原因发生扭曲，会引起剧痛。

被小肠吸收了的
营养到**哪里**去了？

 小肠绒毛吸收的营养素中，碳水化合物和蛋白质被分解后的物质通过绒毛的毛细血管被输送到肝脏；脂质流入淋巴管，最终进入静脉血管中。

 小肠会被食物
堵住吗？

 进入小肠的食物像在胃里一样（参照第46页），依靠小肠的蠕动向前移动。即便身体倒立，也不用担心小肠中的食物发生逆流或堵住小肠。

猜谜 **Q** 下面的三个选项中，哪一种动物的小肠最长？

❶ 人 ❷ 狮子 ❸ 牛

小肠的结构

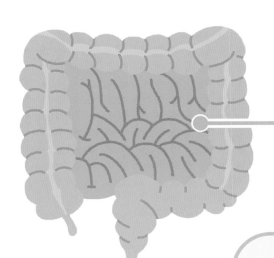

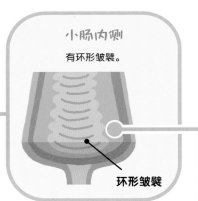

小肠内侧
有环形皱襞。

环形皱襞

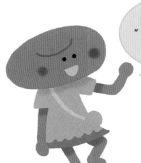

虽然绒毛叫"毛"，但不是真正的毛。

绒毛
绒毛高度为 0.5~1.5mm。绒毛中的毛细血管和淋巴管相连接，将吸收到的营养运往全身各处。

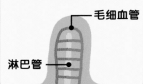

毛细血管

淋巴管

环形皱襞
皱襞的高度约 8mm。皱襞的表面长满了绒毛。

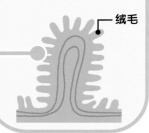

绒毛

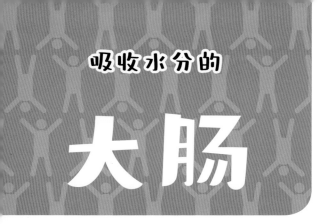

吸收水分的
大肠

在小肠中被消化吸收过的食物变成像粥一样黏稠的状态后，被送入大肠。大肠吸收这些食物中的水分，完成对食物残渣的加工，形成大便。大便过硬或者过稀都不好，所以水分的调节非常重要。另外大肠内居住着1000多种肠内细菌，能够消化食物纤维，打败病原体。

答案

A

53 页猜谜答案 ❸ 牛

牛的小肠有 50m 长。食草动物需要更多的消化时间，所以它们的小肠较长。

✦ 特 技 ✦

居住在大肠内的有益细菌可以杀死或者赶跑进入大肠的病原体。

⚠ 缺 点 ⚠

如果食用刺激性强的食物，或者压力过大，大肠的水分调节功能就会紊乱。

大 小：长约1.5m
直径约7.5cm

重 量：和小肠加在一起，约占体重的3%

主要工作
- 吸收多余的水分，制造大便
- 消化食物纤维
- 通过肠内细菌消灭病原体

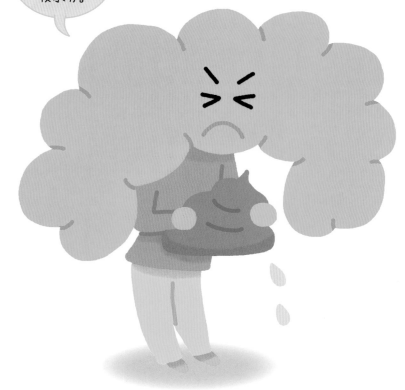

大概需要4~24小时慢慢地吸收水分。

大肠的结构

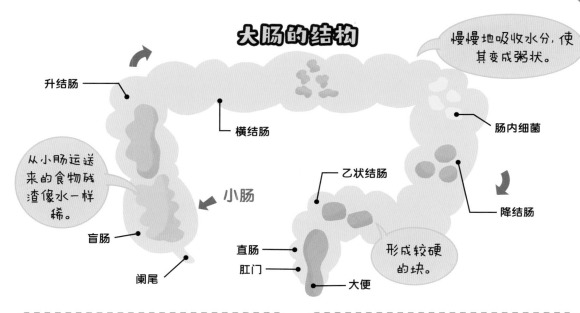

慢慢地吸收水分，使其变成粥状。

升结肠

横结肠

肠内细菌

从小肠运送来的食物残渣像水一样稀。

乙状结肠

小肠

降结肠

盲肠

直肠

肛门

阑尾

大便

形成较硬的块。

 大便由什么 **构成**？

 食物经过胃和小肠、大肠的消化，营养元素和水分已经被吸收，剩下的残渣就是大便。健康的人的大便中80%是水分，剩下的20%为食物残渣、肠内细菌和剥落的肠黏膜。

 为什么会 **腹泻** 或者 **便秘**？

 大便的硬度根据吃的食物和身体的状态变化。如果摄入过多水分不能被完全吸收，就会腹泻。相反，如果水分摄入过少或不及时排便，水分不断被吸收，大便就会越来越干，很难排出。

切除阑尾也可以吗？

盲肠的顶部有一个长约6cm的部分叫作阑尾。和盲肠相关的疾病，主要是因为阑尾发炎或者化脓，正式的名称叫作"阑尾炎"。阑尾炎如果长期不治疗会很危险，所以有时候会根据病情通过手术将阑尾切除。

肠内细菌有 1000 种以上

肠内细菌大多寄居于大肠，能够帮助消化，保护身体不受有害细菌攻击。因为有肠内有益菌杀灭病原体，人体才不容易生病。肠内细菌的另一个功能是将没有被其他器官完全消化的物质和不能作为营养素吸收的物质作为营养素使用。

大便的形成过程

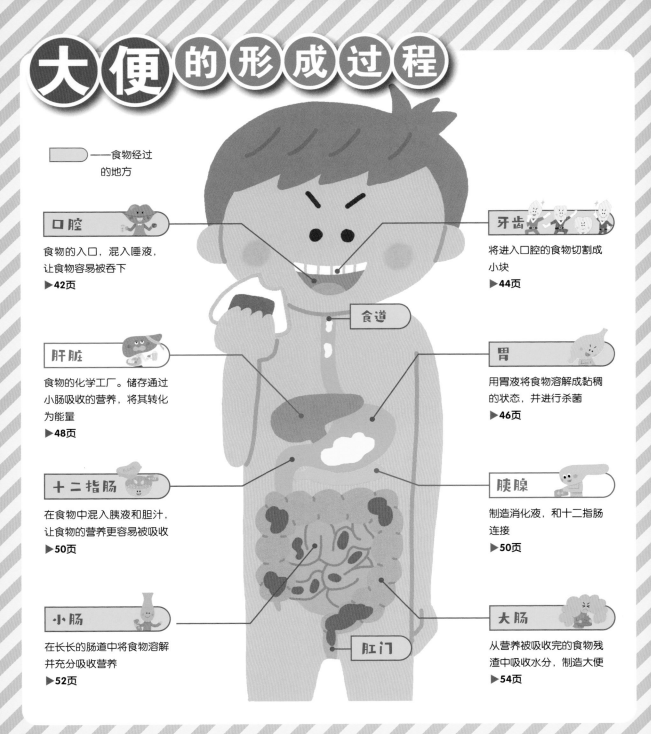

——食物经过的地方

口腔
食物的入口，混入唾液，让食物容易被吞下
▶42页

牙齿
将进入口腔的食物切割成小块
▶44页

食道

肝脏
食物的化学工厂。储存通过小肠吸收的营养，将其转化为能量
▶48页

胃
用胃液将食物溶解成黏稠的状态，并进行杀菌
▶46页

十二指肠
在食物中混入胰液和胆汁，让食物的营养更容易被吸收
▶50页

胰腺
制造消化液，和十二指肠连接
▶50页

小肠
在长长的肠道中将食物溶解并充分吸收营养
▶52页

大肠
从营养被吸收完的食物残渣中吸收水分，制造大便
▶54页

肛门

大便知识
问答

想了解更多有关大便的知识，快来看看下面的问答吧！

为什么大便是**褐色**的？

大便是由每天吃的食物转化成的，但蔬菜明明是绿色的，变成大便后却成了褐色，其实这是食物在肚子中被消化了的证据。

食物经过十二指肠时胆汁混入其中，胆汁中含有大量叫作"胆红素"的褐色物质使食物变色，最终形成的大便也是褐色的。

为什么大便和屁很**臭**？

制造出臭味的是居住在大肠中的细菌。肠内细菌是靠分解食物残渣中的蛋白质生存的。

肠内细菌有保护大肠的作用，它们工作的时候会产生有臭味的气体，这些气体就是屁。大便臭也是同样的原因。

常吃**甘薯**有助于排便吗？

甘薯中含有"食物纤维"，这种成分能够增加大便的水分，让肠道的蠕动更加活跃。富含食物纤维的食物还有香蕉、牛蒡、豆类等。不过只吃这些食物也是没有作用的，和更多的水一起摄入才是关键。

如果**憋着**不排便会怎么样？

一直憋着的话当然就会肚子疼。这是因为大肠想把大便排出，却被强行憋着，所以大肠感知到危险后通知大脑。

如果一直憋着大便，大肠将进一步吸收水分，大便就会越来越干。这样，大便排泄不出来，就会便秘。

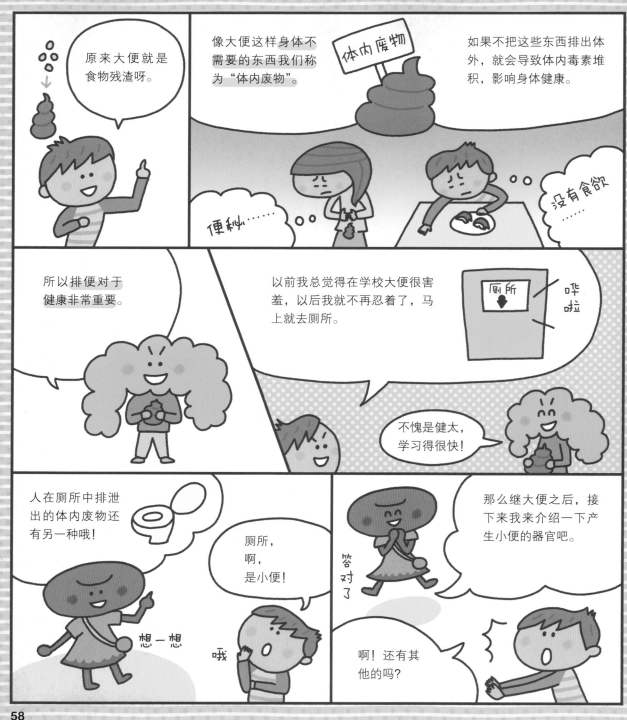

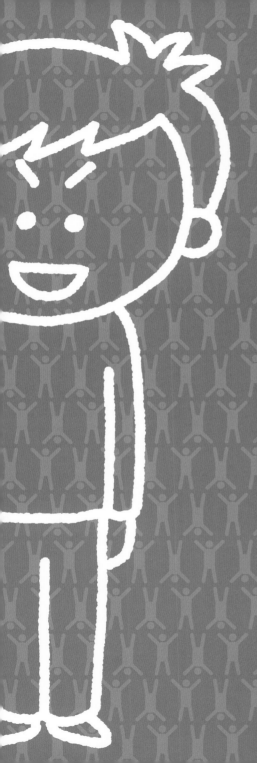

与小便相关的器官

和大便一样，身体不需要
的水分将通过尿液排出体外，
也就是人们常说的小便。
不过制造大便和小便的并不是同一器官。

制造尿液的 肾脏

肾脏负责制造尿液并输送到膀胱。而制造尿液的原料竟然是血液！肾脏过滤※血液中的有害物质和废物，形成尿液。当我们喝了很多水之后就会想上厕所吧？那是因为肾脏调节人体中的水分，将多余的水分转化成尿液排出体外。

※过滤：利用过滤器等分离液体或气体中的混合物。

答案
A
55页猜谜答案 ❶ 约 1kg

据说肠道内细菌的数量能达到600兆～1000兆个。其中最有名的是双歧杆菌和乳酸菌。

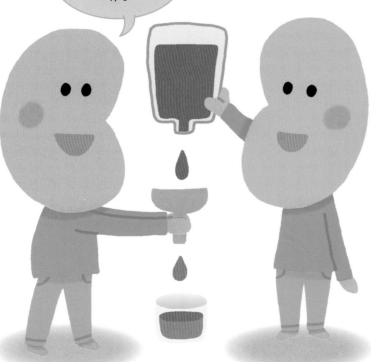

去除血液中不需要的物质是肾脏的工作。

✦ **特 技** ✦

左右两个肾脏1天可以过滤100~200L血液。

⚠ **缺 点** ⚠

处理盐分会给肾脏带来很大负担，肾脏1天处理盐分的量最多为9g。

大　小：单个肾脏约拳头大小

重　量：单个肾脏重约130g

数　量：2个

主要工作
- 制造尿液送往膀胱
- 调节体内的水分和盐分
- 调节血压

肾脏的结构

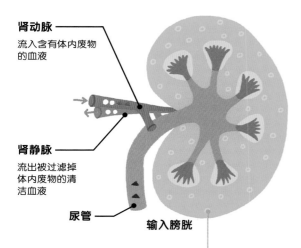

肾动脉
流入含有体内废物的血液

肾静脉
流出被过滤掉体内废物的清洁血液

尿管

输入膀胱

混杂着体内废物的血液经肾动脉流入肾脏。血液经过"肾小体"和"肾小管"的过滤，被分离为流向肾静脉的清洁血液和流向尿管的尿液。

猜猜Q

① 牛 ② 蓝鲸 ③ 非洲象

据说有种动物拥有巨大的肾脏，你觉得是哪一种呢？

人体 1 天排出的尿液大约为多少？

遍布身体的血液每天会多次流经肾脏。1天中，肾脏过滤出的原尿可达200L。但是这其中有99%被毛细血管再次吸收，最终作为尿液排出体外的大概有1.5L。

为什么出汗多了，尿液就会减少？

尿液的多少是和身体内水分含量相关的。出汗后，身体中的水分减少，排尿的量也就相应减少。出汗较少的冬天，身体中的水分不容易减少，排出的尿液就会增多。

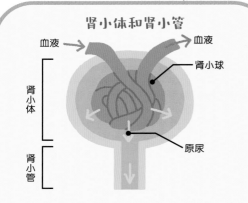

肾小体和肾小管

血液   血液

肾小球

肾小体

肾小管

原尿

血液进入肾小体后，通过肾小球的过滤，身体不需要的物质被滤除，形成"原尿"。原尿中仍然含有必要的水分和营养成分，所以会通过肾小管返回到血液中，剩下的物质就是尿液。

身体必需的水分和盐分

人的身体保持着均衡的水分和盐分含量，其中一种增加或减少都会危及生命。肾脏具有调节血液中水分和盐分含量，保持其均衡的作用。

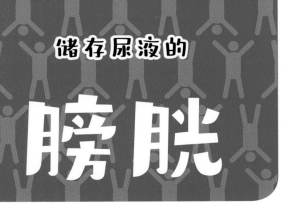

储存尿液的 膀胱

膀胱是暂时储存由肾脏产生的尿液的地方。膀胱壁可以扩张，能够不断储存尿液。当尿液累积到一定程度，大脑就会发出"想尿尿"的指令，膀胱壁接收指令收缩，排出尿液。控制膀胱出口的是叫作括约肌的肌肉。这种肌肉可以控制开合，所以尿液不会随便流出。

答案

61页猜谜答案 ❷ 蓝鲸

为了通过尿液将盐分排出，所以拥有巨大的肾脏。

据说吞入含有大量盐分的海水的蓝鲸，

★ 特 技 ★

一般不会随便排出尿液，只有在大脑下达指令后才会排出。

⚠ 缺 点 ⚠

容易受到心情的影响，感到紧张的时候，膀胱会变小，会想上厕所。

容 量：
成年男性约450ml，
成年女性约400ml，
儿童约300ml

主要工作
● 储存尿液
● 排出尿液

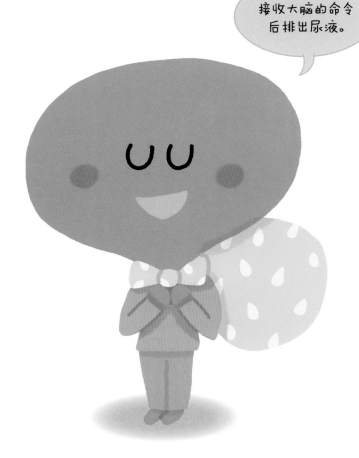

接收大脑的命令后排出尿液。

膀胱中能够储存
多少尿液？

 膀胱壁的厚度约为1cm，当尿液累积的时候，膀胱壁大约会伸展至3mm厚度，使膀胱整体膨胀。膀胱最多能够储存800ml（儿童600ml）尿液，不过一般到达这个量的一半时就会想上厕所。

为什么会**尿床**呢？

人在睡着的时候，膀胱的出口是紧闭的，所以尿液不会排出。如果需要排尿，成人的大脑会发出指令让人醒过来，但是儿童的大脑正在生长发育中，有时候不能顺利地发出命令，就没办法控制是否排尿。

憋尿时间过长的话……

如果一直憋着不去厕所，膀胱中尿液里的细菌就会增加，引起炎症，有时会发展成膀胱炎。除了排尿时感觉疼痛，还会出现排尿量减少、有残尿感或尿频等症状。如果进一步发展，尿液会变浑浊，甚至出现混入血液的血尿。

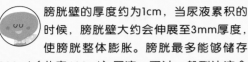

膀胱会根据尿液的多少改变大小！

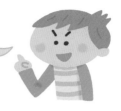

精选 Q

① 食盐
② 蛋白质
③ 糖

尿检会检测尿液中含有的成分。尿液中含有下列哪一种物质也不会有问题？

尿液排出的过程

人之所以能够憋住尿，是因为膀胱出口的肌肉紧紧关闭，只有在接收到大脑排尿的命令时才会松开。

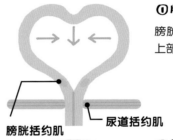

膀胱括约肌　　尿道括约肌

❶膀胱变空

膀胱中没有尿液的时候，上部会凹陷下来。

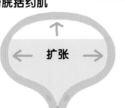

扩张

收缩

❷尿液累积

尿液从肾脏流入膀胱，膀胱壁整体扩张，大约达到储存量一半的时候（约150~300ml），就会有尿感。

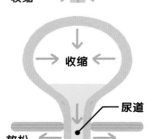

收缩

尿道

放松

❸排尿

当尿液累积到一定程度，大脑会发出命令，让膀胱壁收缩，膀胱括约肌和尿道括约肌放松，使尿液排出。

尿液形成和排出的过程

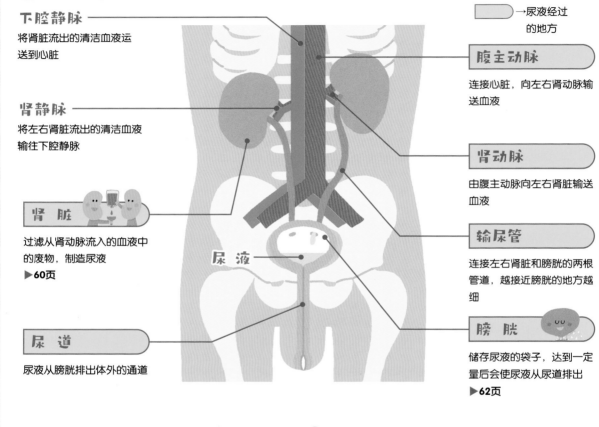

→尿液经过的地方

下腔静脉

将肾脏流出的清洁血液运送到心脏

腹主动脉

连接心脏，向左右肾动脉输送血液

肾静脉

将左右肾脏流出的清洁血液输往下腔静脉

肾动脉

由腹主动脉向左右肾脏输送血液

肾脏

过滤从肾动脉流入的血液中的废物，制造尿液
▶**60页**

输尿管

连接左右肾脏和膀胱的两根管道，越接近膀胱的地方越细

尿液

尿道

尿液从膀胱排出体外的通道

膀胱

储存尿液的袋子，达到一定量后会使尿液从尿道排出
▶**62页**

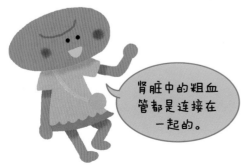

肾脏中的粗血管都是连接在一起的。

了不起！

男性比女性更能憋尿。

男性的尿道括约肌的力量比女性的更强，而且，男性的膀胱容量更大，所以更能憋尿。

尿液知识
问答

让我们来看看更多关于肾脏、膀胱和尿液的知识。

排出有 甜味的尿液 就是生病了，是真的吗？

如果患有糖尿病，就会排出有甜味的尿液。因为胰腺制造调节血液中葡萄糖含量的激素的能力下降，血液中的葡萄糖不断增加，就会形成糖尿病。

糖尿病的形成原因较多，不同类型的糖尿病病因不同，遗传和环境因素影响较大，缺乏运动、暴饮暴食也可能增加患上糖尿病的概率。

为什么会有 黄色的 尿液 和 透明的 尿液？

尿液是由血液形成的，所以根据身体的情况，尿液的颜色也会发生变化。

在身体缺水的时候或者大量出汗后，排出的尿液是黄色的。相反，透明的尿液基本都是水分。因为身体要将多余的水分排出，所以这时产生的尿液像水一样透明。

为什么排尿后会 颤抖？

尿液储存在膀胱中，比较温暖。因此将尿液排出后，身体短时间内会降温。

据说颤抖是肌肉为了暖和身体而抖动。

为什么 喝茶 后 会想排尿？

因为茶中含有一种叫作"钾"的元素，能够增加尿量，有利尿的作用。

除了茶以外，黄瓜、西瓜等也含有大量的钾哦。

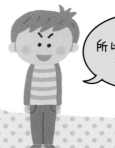

所以睡前不要多喝茶。

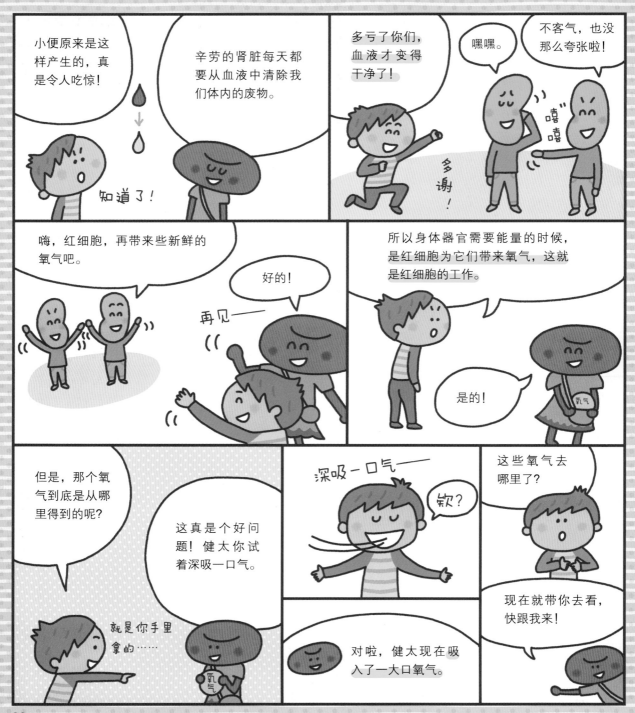

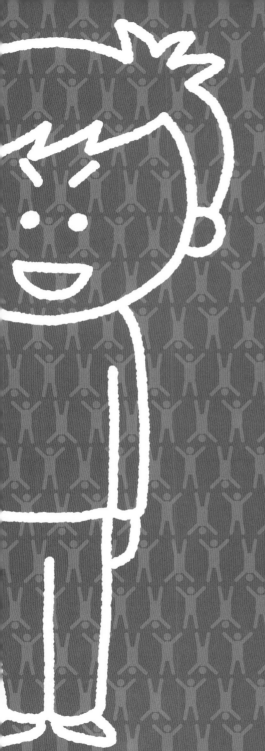

与呼吸相关的器官

人每天不停地呼气、吸气，
循环往复。
空气被吸入体内，再被呼出体外，
有哪些器官在呼吸过程中工作呢？

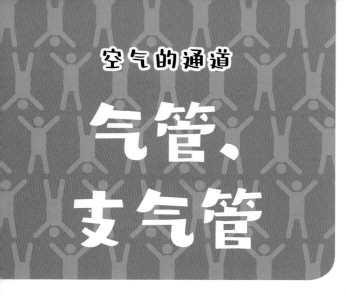

空气的通道
气管、支气管

从咽喉到肺的入口处的管道被叫作气管，从气管下端分别向左右分出的管道叫作支气管。气管和支气管是将从口鼻进入的空气输入肺部，并将肺部气体排出的通道。气管内侧生长着纤毛。纤毛可以拦截混在空气中进入身体的灰尘和病毒等异物，通过咳嗽或喷嚏将这些异物排出体外。

大 小：气管粗2~2.5cm，长约10cm，支气管的前部仅0.1mm宽

数 量：气管1根，支气管2根

主要工作
● 让从鼻子或嘴巴进入的空气通过
● 排出异物

特 技

咳嗽时异物喷出体外的速度能达到200km/h，和日本新干线的时速相当！

⚠ 缺 点 ⚠

嗓子肿的时候，气管内侧的纤毛就会脱落，这也是嗓子不舒服的原因。

气管是位于咽喉部分的管道。

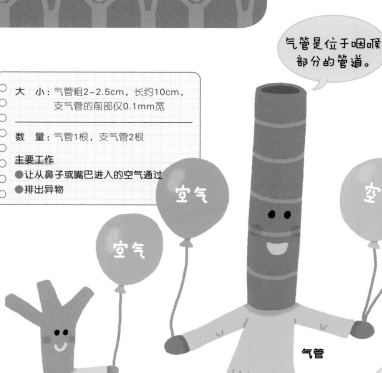

左侧支气管要比右侧支气管更细长。

支气管（右）

气管

支气管（左）

呼吸器官的构造

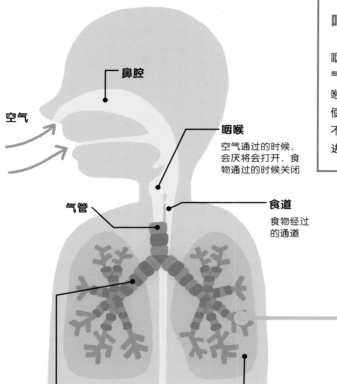

空气

鼻腔

咽喉
空气通过的时候，
会厌将会打开，食
物通过的时候关闭

气管

食道
食物经过
的通道

支气管
由气管向左右两侧分开，
前端越来越细，进入肺部

肺

咽喉里侧分为两个部分！

咽喉的里侧分为食物通过的"食道"和空
气通过的"气管"。进入咽喉的空气通过
喉头入口处时，叫作"会厌"的盖子会打开，
使空气进入气管。食物进入的时候，为了
不让食物进入气管，会厌会关闭，让食物
进入食道。

猜谜
Q

❶ 毛
❷ 软骨
❸ 厚肌肉

为了防止气管受到损伤，气管表面有一层保护的东西，是什么呢？

引起咳嗽的原因

灰尘、细菌等异物进入后，气管和支气管内
侧纤毛会将其拦截，并吐出强烈的气息将异
物排出体外。

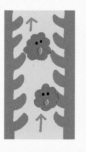

吸入异物的时候　　正常状态

 **咳嗽出来的痰
是什么？**

 痰是为了将异物排出体外生成的物质。
感冒或者感染了细菌、病毒时，气管和
支气管内侧会引发炎症分泌黏液。如果
异物过多，吐出体外的就是痰。

什么是支气管哮喘？

这是一种即使没有症状时，支气管也会变细或发炎
的疾病。如果灰尘等异物进入支气管阻塞通道，空
气更难通过，会出现痰多、呼吸困难或激烈咳嗽等
症状，同时呼吸的时候就会发出吱吱呼呼的声音。

从空气中获取氧气的
肺

肺是口鼻吸入的空气出入的地方。肺部聚集了3亿~5亿个像袋子一样能够扩张收缩的"肺泡"。每个肺泡通过毛细血管从血液中回收不需要的二氧化碳，同时将新鲜的氧气输送给血液。这个过程叫作"气体交换"。

69页猜谜答案 ② 软骨

气管和支气管的表面覆盖着『气管软骨』，保护气管和支气管不破损。

因为心脏也生长在人体左侧，所以左侧的肺稍微小一些。

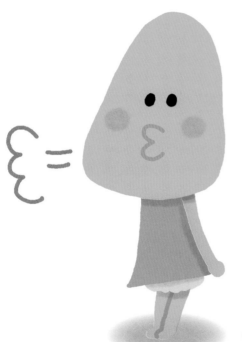

容 积： 成人右侧肺约1200ml，左侧肺约1000ml

重 量： 成人右侧肺约700g，左侧肺约600g

数 量： 2个

主要工作
● 进行二氧化碳和氧气的气体交换

✦ 特 技 ✦
肺部1分钟可以进行6~8L的气体交换。在人睡眠的时候肺部也不休息，不停地重复进行气体交换。

⚠ 缺 点 ⚠
因为无法储存氧气，所以如果不呼吸，就会缺少氧气，身体会感到不适。

肺部的结构

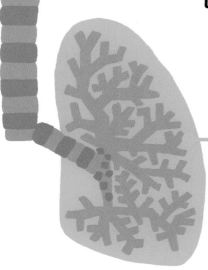

肺泡

支气管的末端有很多叫作肺泡的小口袋。每个肺泡的直径约0.1~0.2mm，肺泡表面是非常薄的膜，膜上面分布着形成网状的毛细血管。

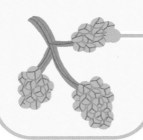

气体交换的过程

含有二氧化碳的血液在肺泡中与氧气进行气体交换，吸收氧气后离开肺泡。

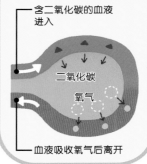

含二氧化碳的血液进入

二氧化碳

氧气

血液吸收氧气后离开

精键
Q

处于安静状态下，人一分钟呼吸多少次？

① 5～6次　② 12～15次　③ 30次左右

每次吸入空气的量有多少?

人一次吸入空气的量约为400 ~ 500ml。不过并不是全部吸入的空气都用来进行气体交换，还有一部分吸入的空气停留在鼻腔和气管中，实际到达肺部的空气大约有330ml。

吸烟会让肺变黑是真的吗?

烟草中所含对身体有害的物质达200种以上。这其中有一种叫作烟焦油的物质，颜色呈褐色，质地黏稠，当烟焦油附着在肺部就会让肺部变黑。

了不起!

肺也可以锻炼!

不经常运动的话，肺部机能就会减弱。数值化的肺部机能被称为"肺活量"。肺活量是指深吸一大口空气后，能够呼出的空气的量。坚持跑步、游泳等能够锻炼持久力的运动是可以增加肺活量的。

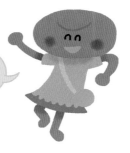

肺活量越大的人，在泳池里潜水的时间就越长。

让肺部运动的
横膈膜

横膈膜是位于肺部下方像圆顶一样的膜，由能够伸展的大块肌肉构成，可以不停地上下运动。肺部之所以能够扩张收缩，实际上和横膈膜的作用是分不开的。另外，横膈膜处于腹腔中部，还有分隔位于胸部的肺和位于腹部的胃、大肠、小肠的作用。

答案

A

71页猜谜答案 ❷ 12～15次

当运动或者紧张的时候，人每分钟的呼吸可达 50 次左右。

呼吸时不可或缺的大块肌肉！

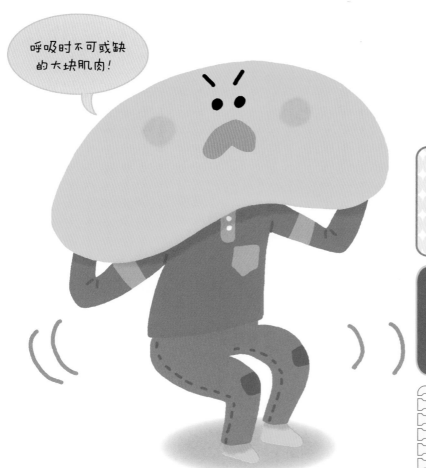

✦ **特 技** ✦

成人的横膈膜1天能够上下运动大约2.6万次，这种运动还能保持一定的节奏。

⚠ **缺 点** ⚠

受压力和情绪的影响，有时横膈膜的运动会变慢。这时可以通过深呼吸，有意识地让它动起来。

厚　度：约0.5~1cm
数　量：1
主要工作
●帮助进行呼吸运动

横膈膜不运动的话，肺部就不能够扩张！

肺部的扩张和收缩并不是肺自己在动，而是由横膈膜的上升和下沉带动的。

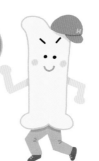

呼吸的时候还需要用到肋骨和肋骨之间的肋间肌。

呼吸时的运动

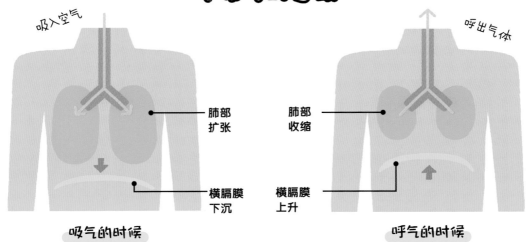

吸入空气

呼出气体

肺部扩张

肺部收缩

横膈膜下沉

横膈膜上升

吸气的时候

呼气的时候

腹式呼吸和胸式呼吸

通过横膈膜上下运动，让肺向腹部方向扩张，进行呼吸的方式叫作"腹式呼吸"。"胸式呼吸"是指让肋骨扩张，使胸部空间放大的呼吸方式。当我们放松时，大多进行的是腹式呼吸。胸式呼吸能够更多地吸入空气，所以在运动和紧张的时候进行胸式呼吸。人体可以将两种呼吸方法根据不同目的有意识地区分使用。

 有没有让**打嗝**停下来的好方法？

 横膈膜痉挛是引起打嗝的原因。因为某些原因横膈膜发生痉挛，呼吸的节奏比平时变短，就会打嗝。要想停止打嗝最重要的是恢复呼吸节奏。例如，可以试着憋住气喝一大口水。

人体知识
问答（三）

最后是关于人体疑问的总结。和问题相关的漫画人物会解答疑问。

声音 是从哪里发出的？

声音是由位于咽喉处叫作"声带"的器官发出的。平时声带的皱襞是向左右两侧打开的，当接收到大脑下达的发声指令后，皱襞就会关闭。每当由肺部呼出的气流通过时，皱襞发生颤动，就发出了声音。每个人的声音不一样是因为口和鼻子的形状有所不同。

这是来自
大脑的命令

为什么生病的时候会 发烧？

当身体被细菌或病毒入侵的时候，为了消灭病原体，大脑会发出升高体温的命令。因为体温升高，病毒的活力就会减弱。

虽然如此，但是长时间高烧还是很危险的，需要通过服用药物等方法进行降温。

为什么困的时候会 打哈欠？

现在还没有最终的结论，一般认为是大脑为了让身体获取更多氧气，而张大嘴呼吸，也就是打哈欠。

困的时候大脑的活动会变得缓慢，呼吸也会变慢，吸入的氧气就会变少。为了清醒起来，身体要努力吸入氧气。

吸入大量氧气
可以让大脑发
挥功效。

肚脐 为什么会存在？

当婴儿还在妈妈的肚子里时，肚脐为婴儿活下去发挥了很重要的作用。不过当婴儿出生后，肚脐就没有任何作用了。

在母体中时，一根叫作"脐带"的像管子一样的东西将婴儿和妈妈连接在一起，通过脐带中的血管传递营养。在婴儿出生时，脐带会被剪断，只留下肚脐。

压力 到底累积在哪里呢？

压力是指心灵和身体为了应对环境的变化和烦恼所做出的反应。压力是看不到的，不过当我们经常心情难过的时候就会说"累积了很多压力"。

最近研究证实，每当有压力的时候，位于额部的大脑前额皮层以及下丘脑都会有所反应。

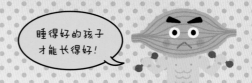
睡得好的孩子才能长得好！

真的有 长个子 的时间吗？

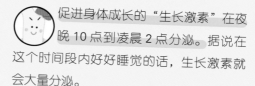
促进身体成长的"生长激素"在夜晚 10 点到凌晨 2 点分泌。据说在这个时间段内好好睡觉的话，生长激素就会大量分泌。

生长激素是由位于脑下方的脑垂体分泌的，通过血管被输送到骨骼、肌肉和内脏，能够促进身体生长以及皮肤和头发的新陈代谢。

人为什么会 做梦 呢？

研究表明人每天都会做梦，一般是在浅睡眠的"快速眼动睡眠"时做梦。虽然现在还没有最终证实，但很多学说认为人通过做梦整理记忆和思考。

梦中经常出现当天发生的事以及心中一直在意的事情。如果有想梦见的事情，可以在睡前反复地想这件事，这样梦见的可能性就很高哦。

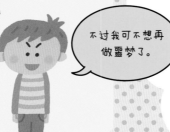
不过我可不想再做噩梦了。

为什么上了 岁数 皱纹 就会增多呢？

支撑皮肤的是两种像很细的线一样的物质。一种是让皮肤保持弹性不要过度松弛的"胶原蛋白纤维"；另一种是将皮肤的褶皱舒展，让皮肤恢复原样的"弹性纤维"。随着年龄的增长，这两种纤维的机能会越来越弱，皮肤失去了复原的能力，就会出现皱纹。

另外紫外线照射过多，也会导致弹性纤维凝结，使皱纹增多。

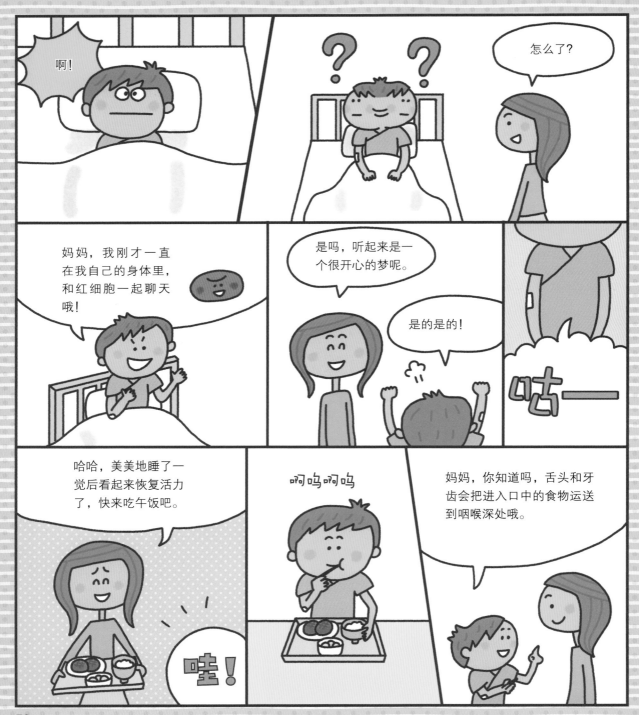

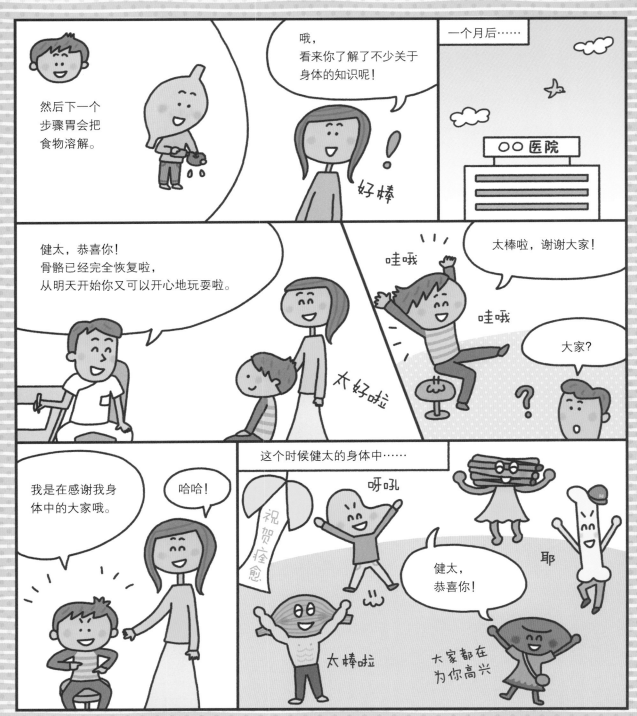

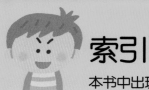

索引

本书中出现的器官名称以及人体相关术语按照汉语拼音的顺序排列成下表。

版权登记号　图字：19-2020-153 号

图书在版编目（CIP）数据

我想认识你，亲爱的身体 / （日）岛田达生监修；
苏昊明译 . — 深圳 : 海天出版社 , 2022.6
　（儿童实用科普图鉴）
　ISBN 978-7-5507-3280-3

　Ⅰ . ①我… Ⅱ . ①岛… ②苏… Ⅲ . ①人体 - 儿童读
物 Ⅳ . ① R32-49

　中国版本图书馆 CIP 数据核字 (2021) 第 182980 号

我想认识你，亲爱的身体
WO XIANG RENSHI NI, QIN'AI DE SHENTI

出 品 人　聂雄前
责任编辑　吴一帆　　　　责任校对 万妮霞
责任技编　陈洁霞　　　　封面设计 心呈文化

出版发行　海天出版社
地　　址　深圳市彩田南路海天综合大厦（518033）
网　　址　www.htph.com.cn
订购电话　0755-83460239（邮购、团购）
设计制作　深圳市心呈文化设计有限公司
印　　制　深圳市新联美术印刷有限公司

开　　本　889mm×1194mm　1/20
印　　张　4
字　　数　90 千
版　　次　2022 年 6 月第 1 版
印　　次　2022 年 6 月第 1 次
定　　价　39.80 元